日下部記念病院院長
精神科医
久保田正春●著

治りにくい心の病

それでも少しずつ良くなるために

法研

はじめに

筆者もこの世界に足を踏み入れて30年が過ぎました。医師になった当初からのお付き合いの方もいれば、その頃治療して良くなったと思っていた患者さんに、最近になってまたお会いすることがあります。

先日は25年目にして治療終結となり、この間にお互いに成長したなと感じたものです。お会いして10年目や20年目になって診断が改められ、やっと病気の全体像がわかり、治療が安定した人もいれば、違う病気が発生してしまう人もいます。

その度に感じることは、心の病の治療は、その場その場の治療のみではなく、長い目でみてその人の人生が幸せなものであったか、というところが最終的な目標であるということに気づかされます。

書名の「治りにくい」という言葉を気にして、この本を手に取っていただいた方も多いかと思います。ここには、「治らない」ではなくて「治りにくい」というところに力点があります。

最近の精神医学の進歩によって、それぞれの方に適切な治療が施され、比較的速やかに状態が改善することもまれではありません。残念なことに、これらの治療が適切に行われず、または中断されてしまい、「治りにくい」状態になってしまうことがあります。

心の病に対しては、方向性を示す治療のガイドラインはあっても、皆が同じ治療法を用いた方がよいというマニュアルはないと言われます。個人のもっている生物学的な特性、心の傾向と環境的な要素、これらが合わさって現在のその人が形成されています。現在生活しているその人に合わせた治療が必要なのが心の病です。

症状のみ改善しても、病前と同じ生活をしていては再発の危険が続きます。患者さんと治療者がお互いに寄り添って十分な信頼関係を作り、周囲の方、家族や職場、友人なども心の病気について十分に理解され、この長い戦いを戦い続けていくことが大切です。

この本ではそのような考えのもとに、全体として心の病を理解していただけるように書きました。この本が皆様方の、心の病に対する考え方の変化に役立てば幸いです。

この本を書き上げるにあたり、常にご助言をいただき支えてくださった法研の横田昌弘氏に感謝いたします。

コロナ下の東京オリンピックの中で

久保田正春

目次

第4章　症状別　対処のポイント　うつ病

第5章　症状別　対処のポイント　双極性障害（躁うつ病）

■装丁：（株）ヴァイス ■編集協力：村瀬次夫
■本文組版・イラスト：（株）アイク

第1章

心の病と診断されたとき

心の病とは何だろう

理解の難しい心の病の概念

「心の病《やまい》とは何か」と考えたことのある方は少ないのではないでしょうか。心の病について考える方は、自分自身「つらい」「苦しい」といった苦痛の感情を抱いたときや、周りの方が、「あの人は何か変だな」などと違和感をもったときに、その人が心の病なのではないかと考えることが多いかと思います。

最近では、そのようなときにネットで検索してみると、質問が並んでいて、そのうちいくつかが当てはまるとうつ病です、などといった形で解説するものが多いようです。もう少し詳しく知りたいと調べると、それぞれの病気の治療薬、うつ病の場合には抗うつ薬が説明してあり、脳内に分布している神経伝達物質の一つのセロトニンが足りなくなっていて、それを増やせるように薬が作用して、うつ病が治るらしいということがわかります。

もっと知りたいと思って本屋さんに行って健康関係の本棚をみてみると、統合失調症やうつ病に関する本がみつかり、統合失調症やうつ病の症状が書いてあります。ネット上の知識と同じで、その症状のうちのいくつかがあるとその病気だとあります。そしてセロトニン、ノルアドレナリン、ドパミン、時にはアセチルコリンなどの脳内の神経伝達物質が説明してあって、心の病気ではその調節障害、バランスの乱れがあるので、それを補ったり、ブロックしたりすることで病気が治ります、と書いてあります。

あまりにあっさりと書かれているような気がして、それではと思って専門書を探すと、○○体系といった大著があるのですが、歴史や概念がたくさん書いてあってなかなかわかりにくい感じです。精神医学書専門の本棚をみてみると、今度は文学書のような本が並んでおり、病気の患者さんのことを延々と説明していて、やはりわかりにくい感じです。

他方で、例えばうつ病のガイドラインといった本があって、そこには薬の使い方が主に書かれていて、やっぱり心の病って神経伝達物質の病気なのかなと思います。精神医学ってどうなっているのか、よくわからない学問です。

心の病という言葉でまとめられる病の概念は、実はなかなか複雑で、説明すると難しく、そして理解困難な面があります。

病気にみえる心、病気にみえない心

そもそも皆さんは、どういうものを心の病気だと思われますか。

普通に考えて、病気の方が呈している理解できない状態に関して病気というのでしょうか。確かにそうであれば、「妄想」などは通常では考えられないことを言っていますし、普通ではないと簡単に感じることでしょう。妄想には、「誰かに仕組まれている、狙われている」などの被害的内容の妄想、「お金がなくなって生活できない、自分はひどい病気で治らない」などの悲観的妄想などがあって、どれも現実と照らし合わせて考えるとあり得ない内容で、これは統合失調症やうつ病などの心の病気ではないかと考えます。

ここでは、私たちが相手の身になって考えたとき、その考えを理解できるかどうか、その内容が私たちの通常の考え方に似通っているかどうかによって判断されているようです。明らかに内容が異質で、こちらから忠告しても理解されず、修正することができないもの、これは考える内容が通常ではなく妄想ではないかと考えます。

それでは、例えば躁《そう》状態で気分が高ぶっている状態はいかがでしょうか。話す内容や言葉の調子、行動の内容など確かに少し極端な気がしますが、それほど通常と異なった内容ではなく、この状態は妄想なのかと悩んでしまいます。反対に、元気がなく、興味が低下している方もいます。この場合、その状態が失恋したときの心の痛みとどう違うかという と悩んでしまいます。

普段の生活の中でも、些細な天気の変化や朝の夫婦のやり取りなどが影響して意欲がなく元気がなかったりします。不安で困っている方もいますが、世の中は不安をかきたてる多くの出来事がありますので、生きていく上では普通にあることのような気もします。そう考えると、それが病気かどうか、病気のせいなのか、それとも普通の心の状態なのか、なかなか難しいものです。

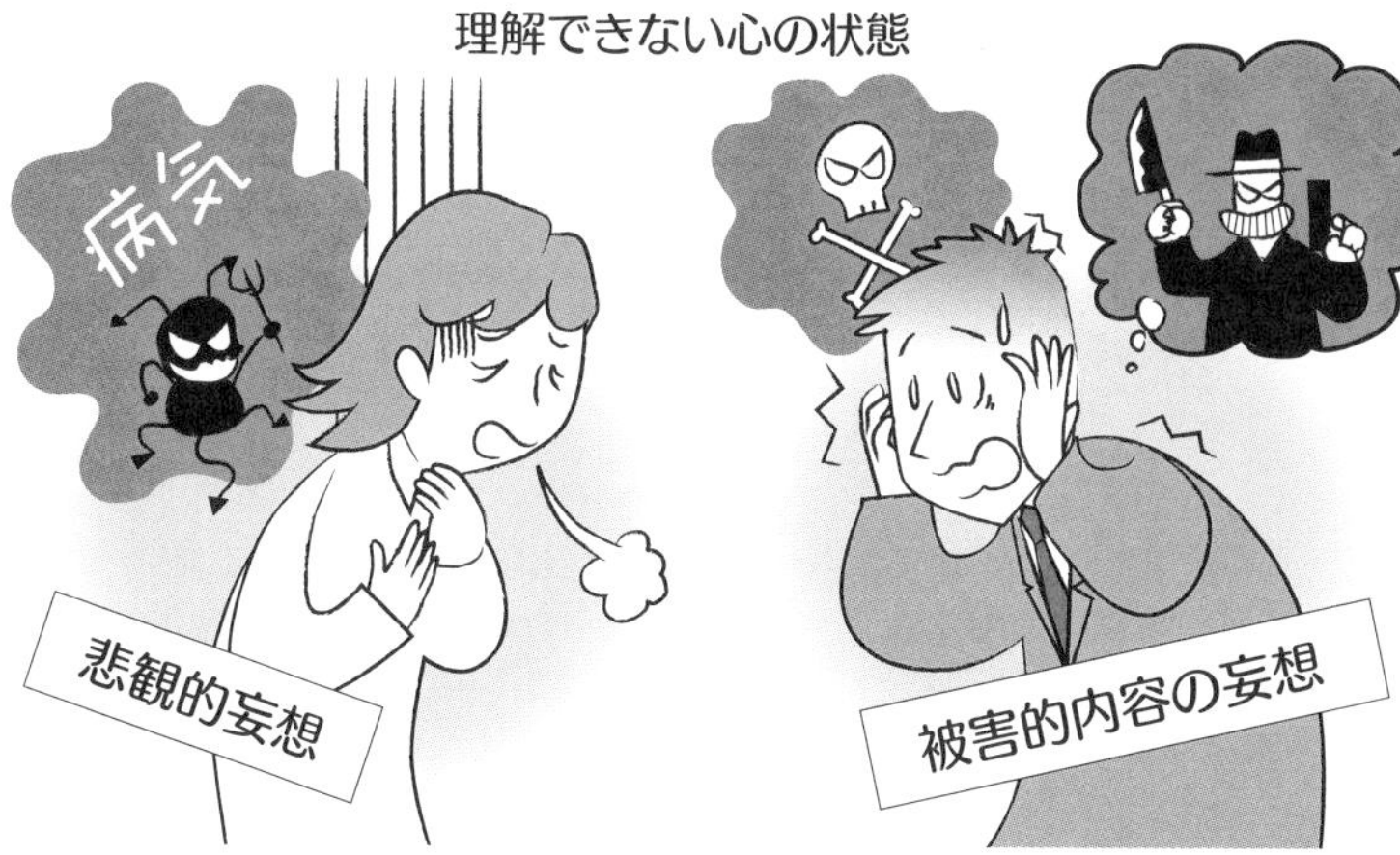
理解できない心の状態
病気
悲観的妄想
被害的内容の妄想

日常生活、社会生活に支障を及ぼしているか

考えが理解できるかについては、周囲の方が考えても理解できないということは「質的」に内容が変化していると考えられます。一方で、感情の高ぶりや落ち込み、意欲の高まりや落ち込み、集中力などの変化、これらの「量的」な変化については、それぞれの人の普段の気分の状態や意欲の状態を参考にして、それより大きく離れているかどうか、その程度によって病気かどうか判断していく形を取らざるを得ません。

心の病気を考える場合においては、ここに示したような「質による判断基準」と「量による判断基準」が混在しています。二つの基準があるのに、どうやって心の病気かどうかを判断するのでしょうか。ここで統一的に決められている基準が「日常生活、社会生活に支障を及ぼしているか」という、心の病気全体に関わる考え方です。

質や量の問題により、日常生活、社会生活に支障をきたしているかどうか――この基準が、病気であるかないかという問題や病気が治ったか治らないかという問題にも深く関与してしまいます。すなわち、この基準からは、日常生活、社会生活に支障を及ぼさなくなったとき、治ったと言えるのでしょう。

●症状が繰り返されることなく治まっているか

心の病気が治ったかについては、もう一つ大切な考え方があります。心の病気になった方が、病院やクリニックに行って治療を受けたとします。これまで述べてきたような症状が治まり、苦痛がなく日常生活が送れるようになった場合、治ったと普通考えると思います。その後、もう繰り返すことなく落ち着いて過ごされる方がいます。その一方で、治ったとしても、病気が繰り返されることがあります。この繰り返すにあたっても、ストレスや環境因子などから繰り返す場合と、自然に繰り返される場合があります。

その意味では、症状が治まって、家での生活が以前のようにできるか、そして次に社会へ戻って仕事や友人との関係を取り戻すことができるかというのも大切な点です。それと同時に職業上、業務をどれだけこなすことができるかということも大切でしょう。

このような経過を考えていくことも大切です。本当に治ったというのは、その後繰り返されることなく治まっているということにならないでしょうか。

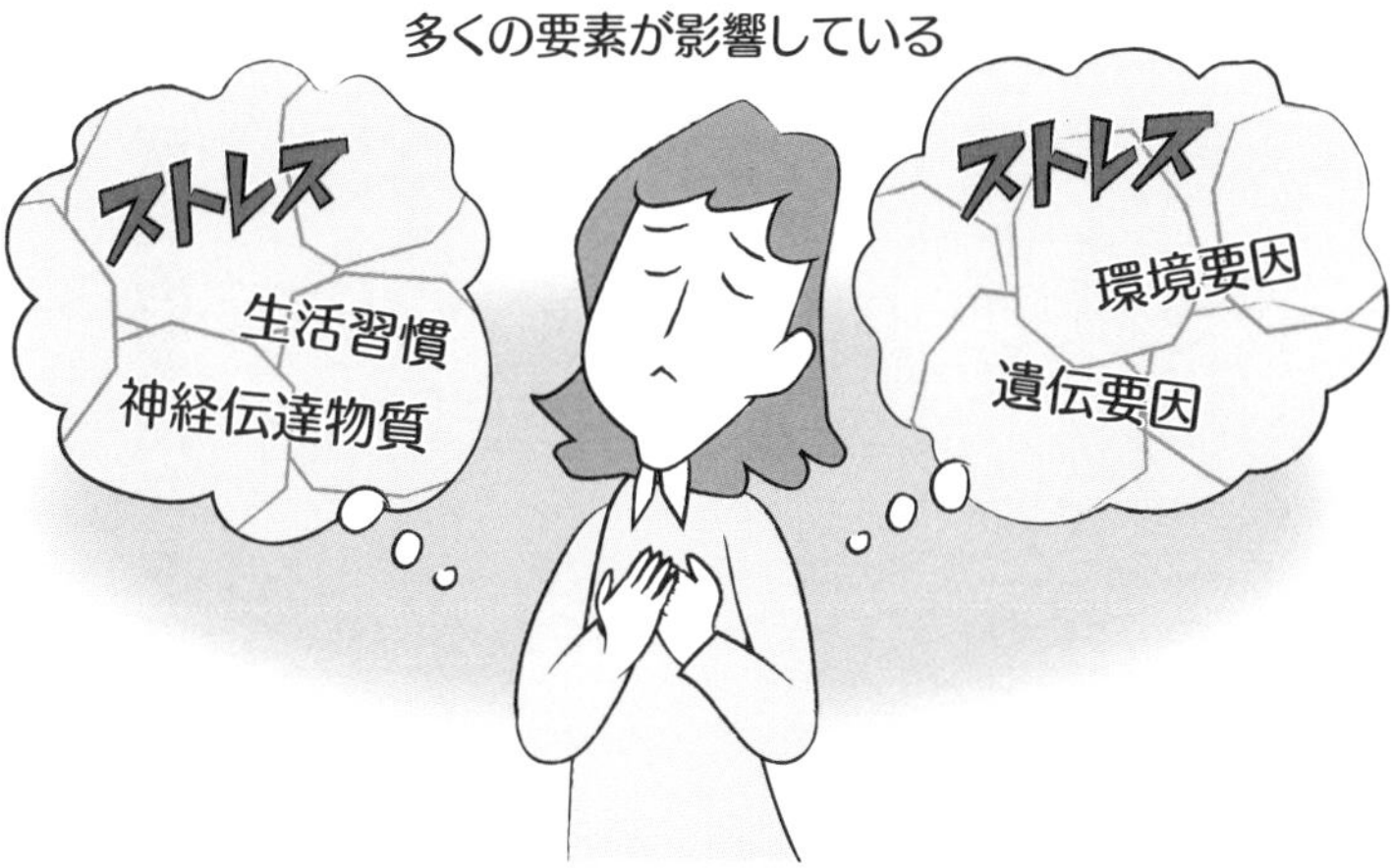
多くの要素が影響している
ストレス
生活習慣
神経伝達物質
ストレス
環境要因
遺伝要因

多くの要素が影響している心の病

心の病が治ったかを考える上では、さらに根本的な問題があります。

通常、病気とは何らかの原因があり、それを取り除いたときに治ったと言います。胃がんなどの病気ではがん細胞が周囲を脅かしているので、これを摘除すれば、とりあえず治ったことになります。一方で、高血圧や糖尿病など生活習慣病と言われる病気などは、その原因が一つに特定できるもの、できないものがあり、特定できないものは多くの要素が影響していると予想され、生活習慣の改善、薬物療法などを重ねて、その影響が他の臓器や全身に及ばないようにします。心の病は後者に近いものがありそうです。

この本では心の病について、以上話したような観点から考えてみて、心の病が治るかどうかについて、また、治らないとしても、それでも心が落ち着いて平穏な日々が過ごせるようにすることに焦点を当てていきたいと考えています。

歴史的観点からみると

心の病気について、それが何であるかについて問いかける議論は長い歴史の中で繰り返されてきています。そしてそれは、その時々の社会情勢や科学的知識のレベルによって影響を受けています。

●ヒポクラテスの説

古代においては、医学の父として有名なヒポクラテス（古代ギリシア、紀元前460年頃〜紀元前370年頃）などが「体液病理説」から心の病気の説明を試みています。黒胆汁の過剰な貯留によるメランコリー（メランコリア：憂うつ質）という説明です。

当時の生理学的知識と理解では、この頃は人の体の中には血液、粘液、黄胆汁、黒胆汁の4種類の体液があり、そのバランスの崩れによって様々な症状・病気が出てくるという考え方がなされていました。この考え方は、当時としては科学的な内容であったと思われます。ヒポクラテスの頃はメランコリーが病気として扱われ、メランコリーであっても社

ヒポクラテスは考えた

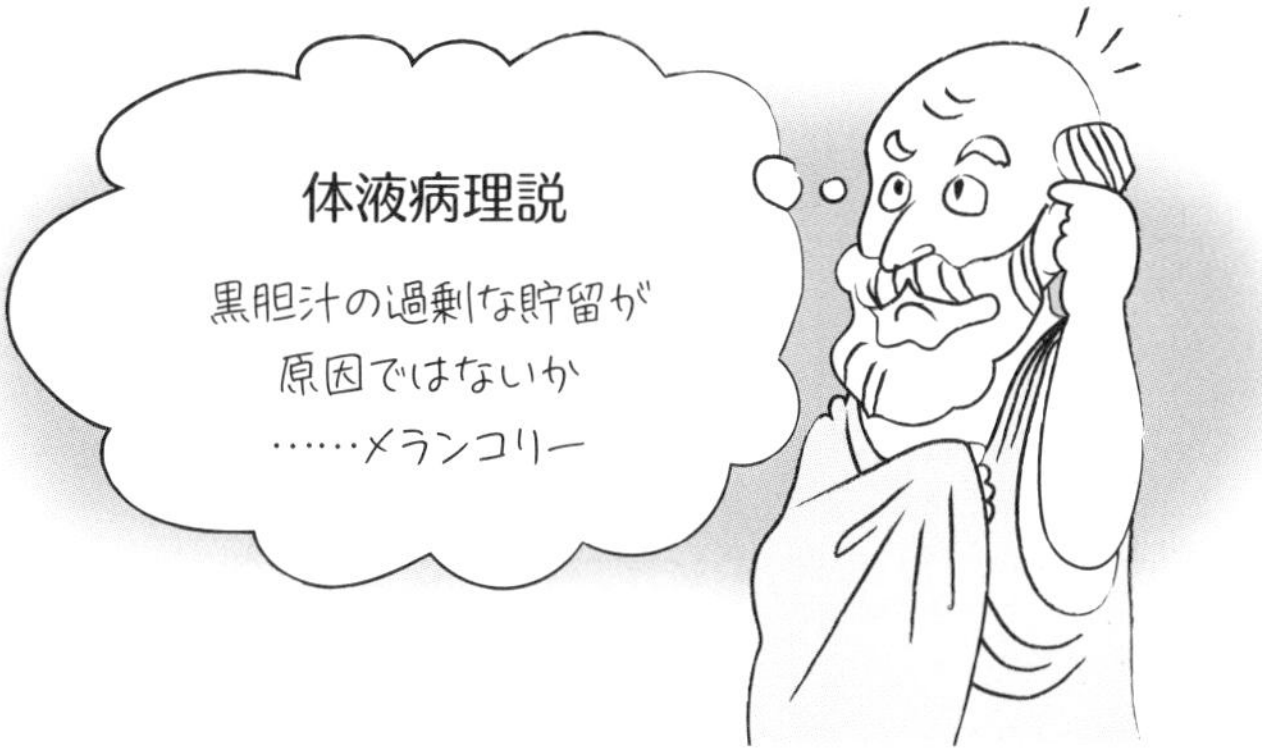
体液病理説
黒胆汁の過剰な貯留が
原因ではないか
……メランコリー

会に貢献できた人のことも記載されているなど、比較的公平で医学的な考え方だったと思われます。ヒポクラテスはその書『ヒポクラテス全集』の中でメランコリー者と病気としてのメランコリーを区別して記載しており、病気にかかりやすい性格特性をもった（まだ病気ではない）「メランコリー者」についても述べていることは驚くべき視点です。

●暗黒の時代

その後の中世は、精神病の人たちにとって苦痛の日々であったと思われます。不十分な科学的知識と宗教的な歪曲、そして民衆の感じる恐怖から、「魔女」と決めつけられて悲惨な目にあった方の中に精神病者がたくさんいたと思われます。この時代にはメランコリーの考え方は、悪魔や貧困、人種的差別や高齢女性に対する差別なども合わさり、悲惨な魔女裁判などが行われ、処刑されていた暗い歴史があります。

単一精神病理論

この暗黒の時代が終わって近代となり、心の病が脳の病気として再認識されるようになってから、治療法の検討も様々に行われるようになりました。

当初はフランスを中心とした精神医学で、精神病は様々な異なる症状が順番に現れてくることから、それぞれが異なる病気ではなく一つの病気によるものとする「単一精神病理論」が中心となっていました。

クレペリンの二大精神病理論

その後、ヨーロッパの精神医学の中心がドイツに移るとともに、精神病の分類という考えが起こり、ドイツの医学者・精神科医のクレペリン（1856～1926年）の「二大精神病理論」へとつながっていきます。躁うつ病と早発性痴呆の二つです。

クレペリンは、病気の経過を重要視して精神疾患を分類しました。それ以前からドイツでは、精神病院は治療施設と療養施設とに分けられて運営されていました。このことから最初から治療可能性についての検討がされていたと考えられ、経過を重視していたことが伺われます。その中では気分の上下を中心とした、いわゆる治りやすいメランコリーなどの病気と、長期的には病気が徐々に進んでしまう妄想などを主体とした病気に分けられています。

クレペリンは考えた

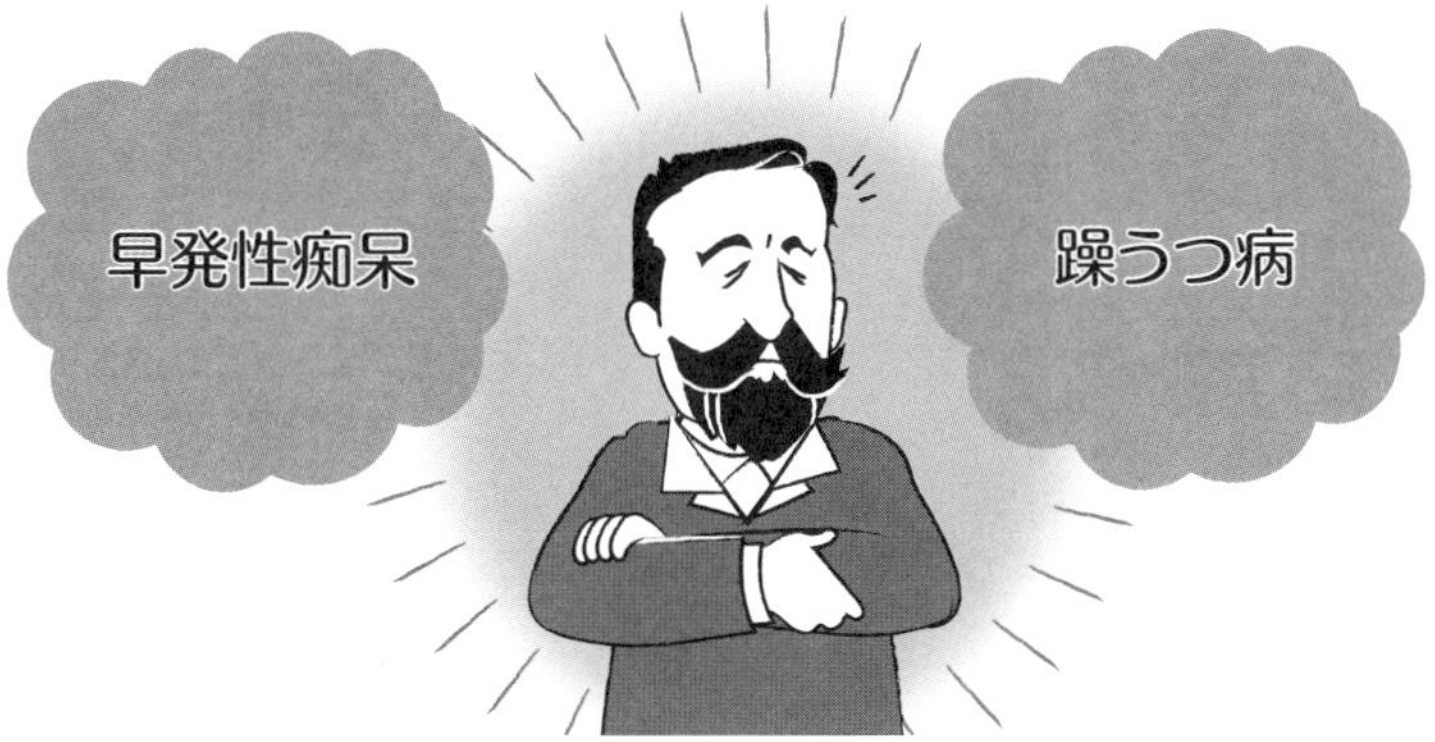

これらについてクレペリンは、将来的には病気の原因がわかるであろう「内因性」の病気と、外的な要因から生じる病気である脳の外傷、感染症などの「外因性」の病気、ストレスなどからくる「心因性」の病気に分け、その中でも「内因性」として前述した躁うつ病（メランコリーの多くを含んだ概念、現在のうつ病と双極性障害）と早発性痴呆（現在の統合失調症）、この二つの病気の名前をあげています。

ブロイラーの症候群説

ところがスイスの医学者・精神科医のブロイラー（１８５７～１９３９年）などは、精神分裂病群という言葉を使い、一つの病気ではなくて類似した症状を出す病気の集まり、症候群として考えていました。

一つの病気なのか、それとも症候群なのかについては、現在でも意見の相違があります。これはその時々の科学技術のレベルによって、原因究明が進んでいきますから、今後一つの病気としての結論が出る可能性はあります。残念ながら現在の科学技術のレベルでは、これらの病気の原因を抽出することはできず、症候群と呼ばざるを得ない状況です。

●生物学的精神医学、遺伝子障害など

精神医学はその後、生物学的精神医学を中心に発展し、セロトニンなど脳内の神経伝達物質のバランスの異常からくると考えられる精神症状に対する治療が発達してきました。

さらに最近の科学の進展に伴い、遺伝子的なレベルまで検索がなされ、精神の病気に対する原因となる遺伝子障害などがみられないかの検討もされています。現在までのところ明らかな決定的な原因はみつかっておらず、現在でもクレペリンが「内因性」として扱った双極性障害と統合失調症が、本当に何らかの共通の原因をもって生じてくる病気であるのかどうかということに関して結論はついていません。

このような歴史を病気の分類という考え方から見直してみると、前述した「量的」な問題（感情の高ぶりや落ち込みなど）と「質的」な問題（妄想など）に関する分類ができるようになるのに多大な時間がかけられたことがわかります。メランコリーという同じ用語が用いられていますが、ヒポクラテスたちの頃のメランコリーは妄想や幻覚といった症状も含めた概念であり、フランスの単一精神病理論に示されるように、その頃までは一つの

現代人は考えた

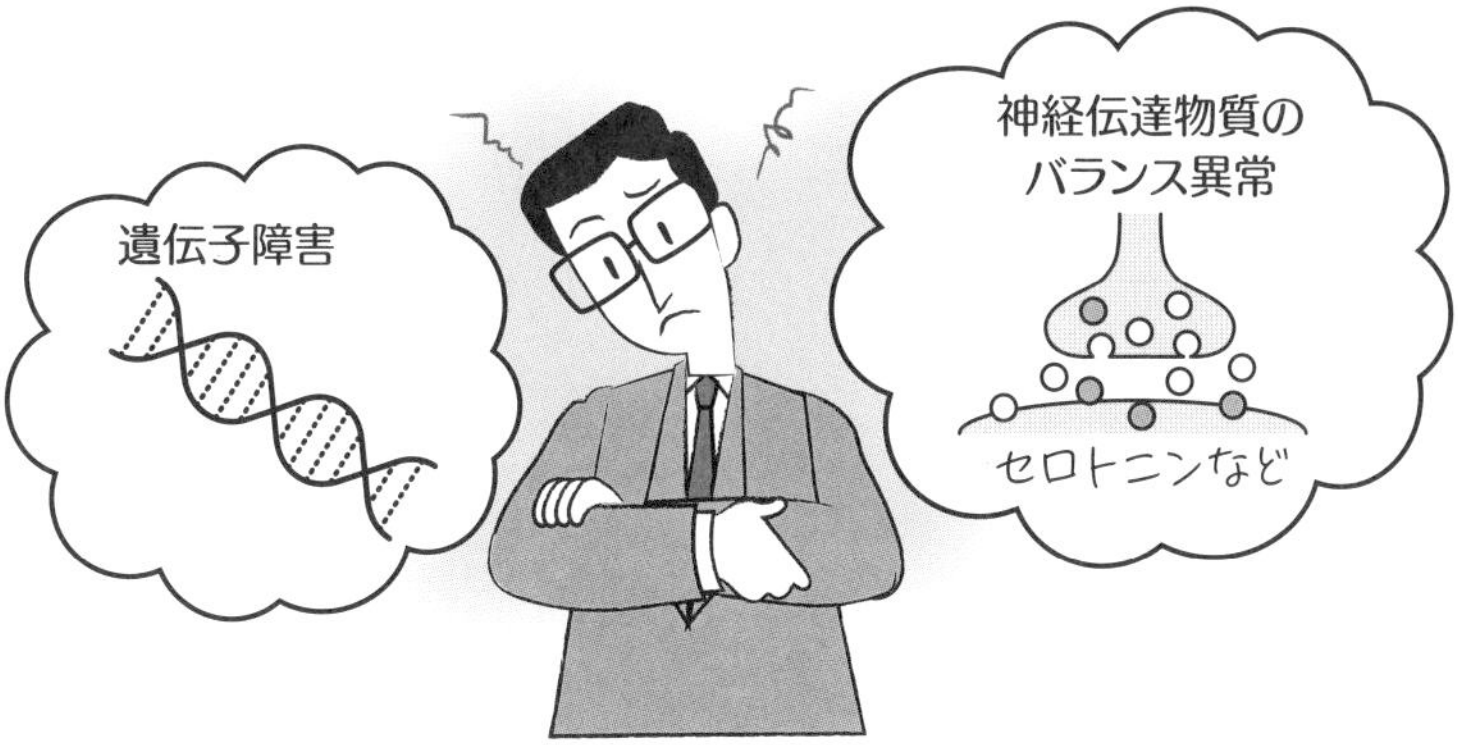
遺伝子障害
神経伝達物質の
バランス異常
セロトニンなど

病気として扱われていたと考えられます。

それまですべて一つにまとめられていた精神の病を、量的な側面が多いメランコリー（躁うつ病）と質的な変化中心の早発性痴呆（統合失調症）とに整理したクレペリンの業績は大きなものと言えるでしょう。この分類の成立を基礎として、その後の抗うつ薬や抗精神病薬が発達してきたものと考えられます。

心理学的な解釈による心の病気

脳の病気としての心の病気の捉え方について解説してきましたが、心理学的な解釈も一方でなされています。その中では、心の病気は正常から連続したものと捉え、病的な状態の深さを病態水準の差と考え、病態が深ければ深いだけ病気と捉えられ、軽症のものは神経症と捉える考え方です。この考え方は前述の「単一精神病理論」に似ている面があります。

量的・質的障害

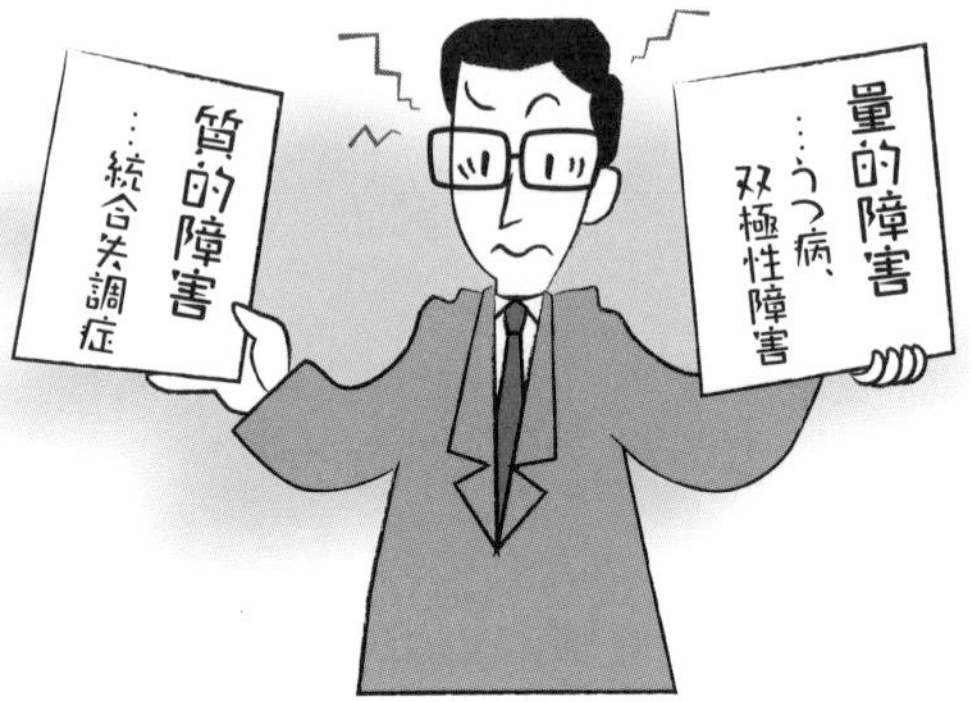
質的障害
…統合失調症
量的障害
…うつ病、双極性障害

この捉え方では、自我と言われる心の強さの問題と、葛藤があったときの自分を守るための心の反応の仕方（防衛）、そして周囲の人との人間関係のもち方など、これらを総合して人格の構造として判断していくのですが、精神分析を基礎とした理解の難しい考え方ですので、ここでは深くは触れないことにします。

●ＤＳＭなど最近の考え方

現在、国際的に利用されている診断基準は、アメリカ精神医学会が作成したＤＳＭ－５（精神障害の診断・統計マニュアル第５版、２０１３年）、および世界保健機関（ＷＨＯ）によるＩＣＤ－10（国際疾病分類、２０１３年版）の二つです。

これらの診断基準では、何か一つの原因を考えて一つの病気と考える「内因性」か、それとも症候群と考えるのかという現時点では結論の出ない考えから離れ、その判断と基準となる症状そのものの記載から診断を決めていく形となっています。一例を挙げると、うつ病は意欲の低下や興味や関心の低下などが２週間以上あるとうつ病、というように定義をして、その原因論については保留しています。

結局、長い歴史の中で確認されているのは、気分など「量的」障害を中心とする気分障害（うつ病、双極性障害）と、妄想などの「質的」な障害である統合失調症の、この二つに分けて考えることができ、前者においては抗うつ薬や気分安定薬が、後者においては抗精神病薬が効果を及ぼすということが考えられているといったところです。

どうなったら治ったと言えるのか

ここまで歴史的な流れも踏まえながら、心の病気がその概念として、まだまだ一つに集約されていない話をしてきました。単に一つの心の病気なのか、それとも大きく二つの病気に分けられるのか、さらにもっとたくさんの病気によるのか、現在の科学ではまだ解明されていません。

●正常とは何か～平均基準と価値基準

心の病気を考えるには、逆に正常とは何だろうと考えることも必要になってきます。正常になることが治ったと言えると考えられるからです。この正常という考え方には非常に難しい面があり、二つの側面から正常ということが考えられます。「平均基準」か、それとも「価値基準」かというところです。

皆さんが考えられるとおり、平均基準というのは、世の中の人たちの平均をとってそれが正常とする考え方です。世の中にいる怒りやすい人、落ち込みやすい人、泣きやすい人、様々な人たちの平均を取って、その平均の輪の中に入らない人を異常、そしてその平均の輪の中に入る人を正常と呼びます。

価値基準は、それぞれの集団のもっている価値の基準「人はこうあるべきだ」というものに対して適合しているかどうかによって正常が決まってきます。前項の「歴史」の中で話が出てきましたが、魔女狩りも当時は大真面目に論じられた話であったようです。魔女はいるのかどうか、魔女とは何かということです。当時の宗教的な考え方や、世の中の中心にいる人たちの考え方から弾き出されてしまったのが、気の毒な魔女と呼ばれる人たちだったと思われます。

そこまで極端でなくても、家の中にばかりいて読書ばかりしている、ゲームばかりしている人は病気でしょうか。そこから新たな創造が生まれるかもしれません。その時々の周

日常生活、社会生活に支障をきたしているか

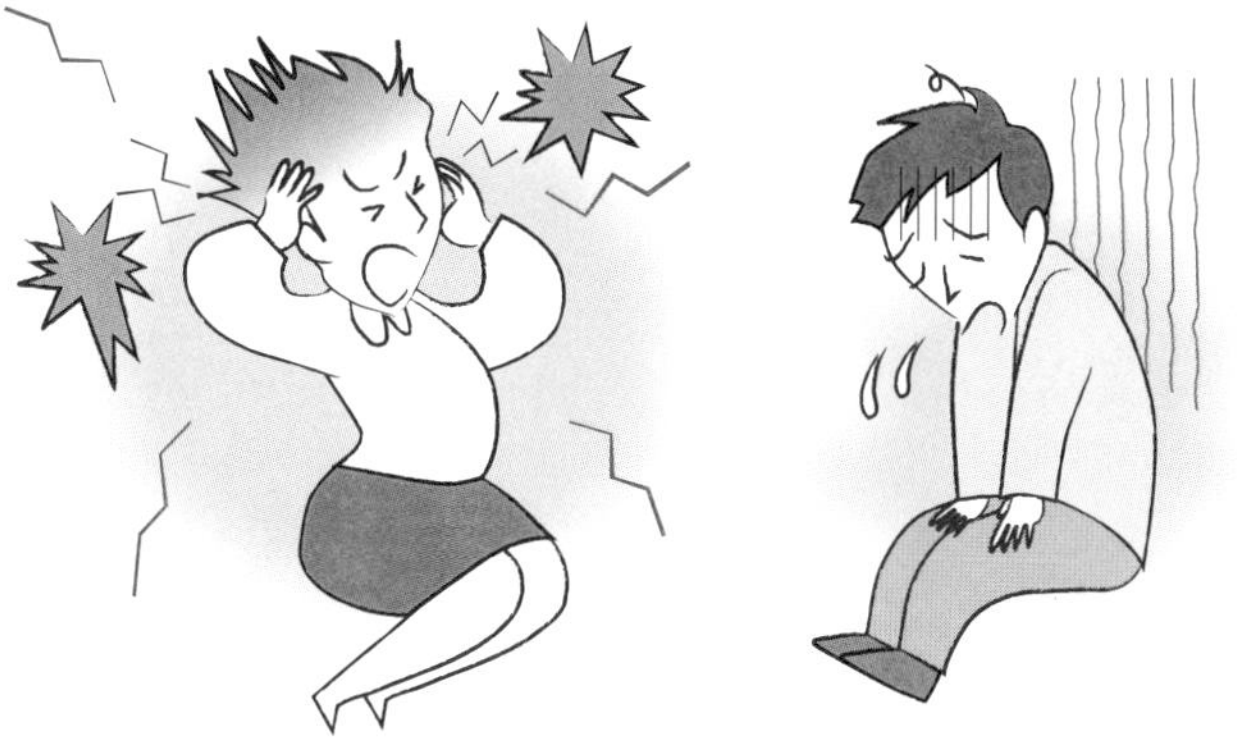

囲の価値観は、その場にいる人が病気か病気でないかという判断まで変えてしまいます。

そう考えると、現在用いられている「日常生活、社会生活に支障をきたしているか」という病気の基準は、この平均基準と価値基準の両者を含んでおり、その時の人の在り方や社会の状況によって変わってくる面があるのですが、やむを得ない落としどころと言えるでしょう。

症状のレベルでは、治ったということが「日常生活、社会生活に支障をきたしているか」という基準で判断されますが、それでは科学的にはどうでしょう。

●生物学的に治る

精神医学では、先にも述べたように生物学的精神医学という領域があります。生物学的に心の病気を考える場合には、神経細胞から神経細胞へと至る

ネットワークのレベル、そのネットワークを作り出すシステムの問題、そのシステムの根幹をなす細胞、そしてそのもととなる遺伝子の問題。こういった階層的な問題に取り組んでいます。

何か原因がみつかってそれが治れば、治ったと言えます。しかし、現在の時点でそれぞれの心の病気がどこに基盤を置くかということはわかっていないのです。失調をきたしている脳の神経伝達を薬で修正することが現在の主たる治療で、これにより生活しやすい状態になるかどうか、結局は「日常生活、社会生活に支障をきたしているか」という基準に倣《なら》って考えざるを得ません。

心理学的に治る

心の病だから、心が強くなればいいのではないか。こんな考えもあるかもしれません。心の強さと言うと、何を言われても平気でいられる人や、苦難にも負けず意思を貫ける人などが心に浮かぶかと思いますが、これは一方で他人の意見を聞かない人でもあり、空気の読めない人でもあったりします。

性格の問題を考えると収束するところがないような気もいたします。ここで治るということは、それぞれの性格は性格として、身の回りや世の中に起こっている出来事に対して、適切に対処することができるようになることです。それができれば「日常生活、社会

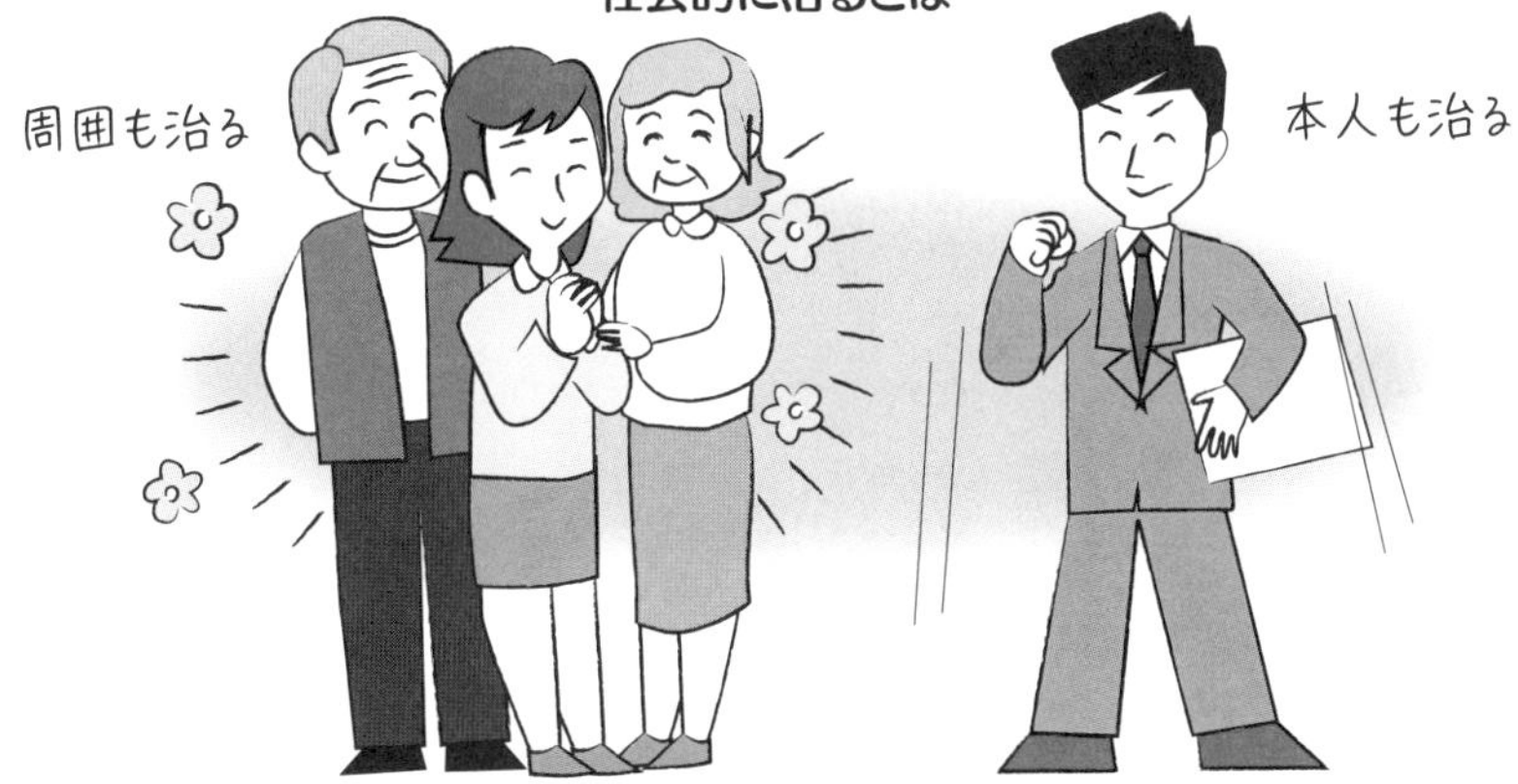

生活に支障をきたしていない」と言えるのではないでしょうか。

社会的に治る

ところで、「日常生活、社会生活に支障をきたしているか」ということは、本人だけの問題でしょうか。症状が治まったとしても、人間は社会的存在であり、社会の中での立場や対人関係などによって影響を受けます。病気になり入院をし、そしてやっと退院してきたとしても、社会に戻り会社や学校などでそれなりに安定した生活を送れなければ治ったとは言えません。心の病になってしまう際に、仕事上の負担や人間関係がもととなって症状が出ている方もいます。このような方は、本人だけがいくら健康になっても、病気の再発防止や職場での能力発揮ができるとは思えません。

社会的に治るということは社会の中に溶け込むと

いうことであり、それは単に患者さん自身の問題だけではなく、実は社会の側すなわち周りの人たちの側が本人を受け入れる体制ができていることも必要になってくると思います。すなわち、周囲の方が「治る」必要があります。治るということは、本人のみならず周囲も含めて全体として治るということを意味している、と考えていただきたいのです。

そもそも完璧に治るものなのか

前の項では、人として生物学的、心理学的そして社会的に治っていることが治ったということになるのではないかということを述べてきました。

この話を聞くと、そこまで完璧に様々な面から調整をし、治療をして治らなければ治ったと言えないのは大変なことだと思われたのではないでしょうか。そして、より完璧に治さなければいけないと思われたかもしれません。この本のタイトルにある『治りにくい』という印象は、そういうところからくる考えかもしれません。

完璧という落とし穴

この「完璧に」というのが、治るということの大きな落とし穴になっています。この病気さえなければ私はしっかり働けるのに、この病気が治っていれば私はもっとしっかりした人間なのに、この病気が治ったら友だちと海外旅行にも行ってみたい、子供たちのためにもっと尽くしてあげたい……、そう考えている人が多いのではないでしょうか。

ところで、完璧な人間とはどんな人間でしょう。仕事もでき、容姿端麗、病気もなく、家族関係にも恵まれ、周囲の人たちなど環境的にも恵まれている。いつも楽しそうで幸せそうで周りに人がたくさん集まっていて、悩みなんてこれっぽっちもなさそうな、そういう人でしょうか。しかし、悩みのない人も欠点のない人も世の中にはいません。

また、平均基準に則《のっと》っていくと、完璧に平均的な人間はいるものでしょうか。価値基準に則ってといっても、非常にわかりやすい、例えば小集団内での生活のみの方でしたら、そこに適応して完璧に「正常な（？）人間」になれるかもしれません。しかしながら、その小集団から離れ、普遍的に、歴史的に眺めてみたところ、むしろ正常から大きく離れた行動をとっていたということがあることを、皆さんもご存知のはずです。

●完璧というこだわりから離れる

それでも人は、完璧に治ることを求めます。患者さん自身も完璧に治りたいと思い、職場の人たちも「完璧に治してから職場に戻ってきてほしい」、そしてありがたいことに「今は治療に専念して」などと言ってくれます。本当にそうなのでしょうか。実はここには大きな心の問題が隠されています。完璧主義という病です。

他の人の生活している姿や話をしている姿を見ると、この人たちはなんて悩みがないのだろうと思うかもしれません。自分より幸せそうで、楽しそうで、何より自分よりも大変優れた人たちばかりのようで、とても眩《まぶ》しく感じるかもしれません。しかし、実はそういう人たちも大きな悩みを常に抱えていることが多いものです。

背が高い人がいます、背が低い人からみれば羨ましいかもしれません。しかし背が高い人には、高いことからくる劣等感や不安があるものです。痩せているといいようにみえるかもしれませんが、いくら食べても筋肉がつかない、痩せているとみんなに言われるという不満をもっている人もいるでしょう。いつも明るく楽しそうにしている人、その人に話を聞くと、みんなから嫌われないか不安でいつも人の目を気にしているといったこともあります。

完璧というこだわりから離れる

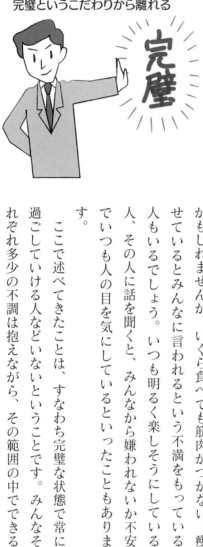

ここで述べてきたことは、すなわち完璧な状態で常に過ごしていける人などいないということです。みんなそれぞれ多少の不調は抱えながら、その範囲の中でできることを繰り返して日常の生活を行っています。

病気が完璧に治る、それを求めること自体が常識からかけ離れた考え方だと思われませんか。本当に治るとは、このこだわりから離れ、不完全さも受け入れることかもしれません。それぞれが個性とその能力を活かし、協力し合っていける状況が望ましいと考えられます。

テキストに書いてある、治るに関係した概念

ここでは、治るといったことについて専門的にはどのように捉えられているかをみていきます。寛解《かんかい》、回復、再発、病相、エピソード、病勢、増悪《ぞうあく》、再燃……、皆さんはこれらの言葉を聞いたことがありますか。これらは医学的に治るといったことに関して様々に定義した言葉です。一つのポイントは、どの言葉も薬を飲んでいるか飲んでいないかについては規定してはいません。むしろ薬を飲みながらどのような状態にあるか、ということを評価するための言葉になります。

ここでは、これまで話してきた量的な問題すなわち気分などの変化（うつ病、双極性障害）と、質的な問題すなわち妄想などの出現（統合失調症）を通して考えてみます。

まず、量的な変化に対しては、その上下の変化が相をなすことから「病相」という言葉を用い、またそれぞれの病相の時間については「エピソード」という言葉で表します。こ

れらのエピソードは、健康な時期を隔てて反復して出現することが知られています。

一方、妄想をもつ病気などについては、「病勢の増悪」＝「シュープ」といった表現で表していきます。また、ある程度治ってきたものが再び病気の勢いが出てくることを「再燃」という言葉で表します。

回復の度合いについては、治療薬を用いて改善が認められたときは薬に「反応」したと表現します。そして、ある程度改善して症状がおおむねなくなって、日常生活がほどほどに送れるようになった状態を「寛解」と表現します。この状態が半年以上継続して、さらに社会的にも人間関係などを考えても支障なく過ごせるようになったとき、「回復」という言葉を使います。

この「回復」という状態は、患者さん自身が良くなったなと感じることも含まれています。自分自身で症状がなくなったと感じることが基本なのですが、それに加えて、生きていくための希望や人間関係の結果とも言える社会生活の安定性、そして自分らしく生きていけるということ、このような点において回復していることも大きな要素です。

ここまで述べてきたように、様々な病気において、量的な問題や質的な問題が混在していることが知られています。回復においては、これらの両方が改善していることが必要であり、単に妄想が認められないとか、気分の落ち込みが認められないとかといった単純な問題ではありません。先に述べた周囲の環境も含めて治った状態と考えます。

ただ上記のような専門的な表現の仕方はありますが、混乱を避けるためにこの章以外ではこれらの表現は使わないようにします。この本の中で「治る」と表現しているのは最終的な治った段階を示しているということのみ、ご理解いただければ幸いです。

良くなるには何が必要なのか
～通常のガイド本やマニュアルには書いていないこと

ここまで症状のみならず社会的に治ることが治るということだと述べてきました。さらに治るというためには、「その治ることとは何か」という捉え方も重要であることもお伝えしたつもりです。良くなるには何が必要かということを考えていくために、あえてこの本では治りにくさについて検討していきます。

治りにくさ①：診断・治療方針が正しくない

まずは、症状が治るということは最も根本的で、苦痛を取るために最も必要なことでしょう。症状が治ることをまず求めて、医師たちは様々に工夫をして治療を考えていきます。治りにくいということには、治療方針が正しくないという可能性があります。診断が正しくない、その病気になった原因が違っていたりすることがあります。診断があっていたとしても、他に合併症があったりすると治療方法も変わってきます。原因によっては、薬が合わないケースや薬では治らないケースもあるでしょう。最初のうちは治療が効いていてよかったのに、その後症状が悪くなってしまうこともあります。

●治りにくさ②：十分に話し合いができていない

治療者と患者さん家族が、現在の状態と、治療の可能性、治療の目標について、十分に話し合いができていることが必要です。外来で治療するにせよ入院で治療するにせよ、その治療が休養のためなのか、薬の調整のためなのか、退院するとしても、何のために退院をするのか、その後どのように治療を行っていくのかなど、十分に相談していくことも大切です。その時点での目標達成が不十分で、しかし様々な理由で、ある期間が過ぎると退院を促進し、不十分な状態で社会に立ち向かわされる場合もあるようです。このような場合には容易に悪化してしまい、いわゆる「回転ドア現象」と言われる入退院を繰り返す状況が続いていってしまいます。

●治りにくさ③：医師と患者のコミュニケーションがしっかり取れていない

治療方針が正しかったとしても、医師と患者の関係が安定せずにコミュニケーションがしっかり取れていなくて、薬の効果などが十分に判定されていない場合、あるいは患者さん自身や家族が薬の必要性を理解せずに服用していない場合などもあり得ます。

患者さんはまだ治っていないという意識が残っていても、主治医にそれが伝えられない場合もあるでしょう。また、病気の悪い状態が長く続いた場合、それが普通になってしまって、それ以上の改善を期待されない場合もあります。逆に、前の項で示したように、完璧に治らなくてはいけないと考え、治療者に過度な要求を続けることで敬遠され、治療がうまく進まないこともあります。

●治りにくさ④：症状のもとになった考え方を変えられない

症状が治っていたとしても、症状のもとになった考え方が治らない場合があります。統合失調症やうつ病になる方の中には考え方の癖があって、それによって病気になりやすくなっていることがあるようです。自分の怒りの処理の仕方がわかっていない場合もあります。

●治りにくさ⑤：状態の判断、対応の仕方がなかなか導き出されない

自らの病気の状態や、悪くなる兆候、対処方法などを知っていることも必要でしょう。自分の病気を理解したり、他人の示す症状を理解したりするには、一般的な心理学では対応できないことも多くあります。一番わかりやすいのは、妄想の問題でしょうか。心理学

的に原因を突き詰めていっても、また、つながりを考えていっても説明がつかない問題があります。これらについては、精神病理学と言われる心の病気に特化された心理学があり、これは別名、異常心理学とも言われます。その力を借りないと状態の判断、理解が及ばないこともあります。この判断には医師の力が必要です。

治りにくさ⑥：家族や周囲との関係がうまくいかない

生物学的治療、心理学的治療が達成されていたとしても、家族や職場などとの関係もあります。患者さん自身の心に病気になりやすい素質がある場合がありますが、一方で、家族との関係のもち方や職場での環境が心の病気を生み出しやすい場合があります。周囲の関わり方も病気の症状に影響していることがあるのです。そのような場合、患者さんの治療がうまくいっていたとしても、職場に戻って期待されるような力が出せなかったりするようになります。

このような、治りにくいケースについて、次の章で考えていくことにします。

第2章

治りにくいケースとは

診断から治療、改善、治癒までの流れ

「具合が悪い」から受診するまで

ここでは皆さんに、病院に行ったときに実際に起こることについてお話しします。

気分が優れない、食欲がない、夜眠れないなどといった抑うつを感じている人は、おそらく周りの人に相談したり職場の上司に相談したりしてから、病院もしくはクリニックへの受診を決めることでしょう。神経の高ぶりや認知機能の低下などがあって、自分ではわかりにくい症状の場合は、家族にうながされて受診することになるかもしれません。

今の時代ですから、インターネット上で病院の情報を集めるでしょう。ここと思った病院に受診をしようとすると、ほとんどの医療機関で完全予約制と書いてあります。このため電話をして簡単に状況を伝えると、受診の予約が決まります。困ったことに、精神科の医療機関はどこも混んでいます。私が診療をしている県でも、数カ月単位で待っていただくこともあるようです。急いでみてもらいたい、待っていると心配などといったときは、複数の医療機関に連絡を取り、何とか間近の日程で予約を取ります。

予約を取るとそのときに、医療機関によってはホームページに問診票というものがあり、それをみていただくように依頼されます。この問診票は、外来で医師が診察する際の参考にされます。また、外来という限られた時間の中では伝えられない情報を得るためのものでもあります。現在困っている症状は当然として、そのきっかけ、持続期間、それとは全く別に、これまで歩んできた人生のこと、周囲の環境のこと、これまでにかかった病気のことなどが項目として含まれます。

こんなものを書かなくても話せばいいんじゃないか、と考えられるかもしれません。ところが先に述べたように、診察の時間は限られています。大切なポイントを落とさずに診察するためには、問診票が十分に書き込まれている必要があります。これまでかかったことのある病気が、実は精神の症状にも影響していることもあるのです。十分に時間をかけて、できる限り漏れのないように書き込みましょう。

●医療機関の対応

その問診票を持って医療機関を受診します。今飲んでいる薬、これまでかかっていた病院での処方内容も重要ですので、お薬手帳も持参した方がよいでしょう。精神科の医療機関って、行くのは初めてだし、何だか怖いことを言われたらどうしよう、他の患者さんたちはどんな人たちだろう、そういう不安をもちながら受診されることと思います。病院へ行くと、受付の人が保険証や問診票などを受けつけて、カルテを作成してくれます。以前はこの作業に時間がかかったものですが、最近は電子カルテの発達とともに比較的早く受付がされるようになっています。

病院にもよりますが、新しい患者さんを専門的にみる医師（新患担当）が決まっている病院では、比較的予定通りにみてくれるのですが、他の再診の患者さんもいる中で診察となる場合には、その日の混み具合や患者さんの具合によって、診察時間は前後することが多いようです。このため少し時間がかかることは覚悟して、時間に余裕をもって受診するとよいでしょう。これは数時間〜半日単位で考えておいた方がよいと思います。

自分の番号が呼ばれて、呼ばれた部屋へ行ってみると、看護師さんか心理士さんが待っています。これは診察の前の予診の段階で、大学病院などの大きな病院では、研修医などがこれにあたります。クリニックなどでは、この段階を省かれることもあります。

ここでは問診票に従って、今困っている症状などが確認されます。さらに、体温や血圧などの基本的状態が確認されていきます。この段階で病院側では、ある程度の病気の目星をつけて、診察の準備や検査の準備をしておきます。

予診が終わると、いよいよ診察になります。診察室に入ると、そこで主治医とのお話しが始まります。ここで改めて自分の症状について話します。医師は、患者さんが診察室に入ってくるときから様子をみながら、お話しをする様子も確認し、丁寧に話を聞いてくれます。周りに人がいると話しにくいと考えたときには、「ちょっと話がしづらいので一人でお話しできますか」などと遠慮なく聞いてみましょう。暑いときや寒いときには、服を脱いだり、上着を着ていたりしても構いません。自分の居心地の良い状況を作り出して話をするとよいと思います。

精神科の医師は、お話しを聞きながら目の前の患者さんが今何に困っているか、何を求めてきたのか、原因と考えられることがあるかどうかなどについて考えていきます。それらを総合して、現在の診断、これからの治療方針などを考えていきます。

検査はしないのかと気になるかもしれません。精神科では、診断のために最も大切なことは面接による情報収集です。そこでは精神科医の経験から、症状の整理が行われていきます。補助的に検査を行うこともあります。問診や面接の段階で確認された症状を呈する身体的な病気を検討し、その可能性を否定していきます。

この段階で、器質的な病気が可能性として上がってくる場合は、その病気の検査がその後の主流となっていきます。感染症や内分泌疾患、脳血管障害、変性性の脳疾患（認知症など）の場合には、検査は必須になります。うつ病のような症状の人が実は脳梗塞だった、統合失調症のように幻覚とか妄想がある人が甲状腺の病気だった、などということがしばしばあるのです。

●診断がなされてからの治療～回復まで

心（精神）の病気であるという診断がついて、いよいよ治療となります。現在の精神医学の中では、薬物療法が大きな比重を占めます。心の病気なので話を聞いてもらえれば……という思いで受診される方も多いのですが、心の病気の中でも中心をなす二大精神病である統合失調症、気分障害（うつ病、双極性障害）をはじめ、病院を受診される方の心の病気の多くでは、神経伝達の異常が想定されているものだからです。

歴史的には、薬物が発見されるまでは電気ショックやインスリンショックなどのショック療法が行われたり、日本では滝に打たれたり閉居させたりということが、治療や対処として行われてきました。現在の精神医学の治療が、曲がりなりにも医療としての形を成しているのは、薬物療法の発展のおかげと考えられます。

薬物療法がある程度効いてくると、心のすべてを覆い尽くしていたような辛い気持ちが軽減してきます。そして頭の中が整理され、様々なことを考えることが可能になってきます。こうなれば症状は改善してきたと言えるでしょう。改善してくると、入院で治療を行っていた人は外来治療へ、また在宅で治療を受けていた人も、少しずつ家の外へ出かけるようなことが可能になります。ただしこの段階では、以前の元気な頃のように安心して外へ出かけることはできず、何らかの不安を背負っています。このような場合は、デイケアなどを用いてリハビリを行います。

家から外へ出てリハビリのためにデイケアに通ったり、復職のためのトレーニングを行ったりして時間をすごすうちに、自信が少しずつ戻ってきます。自信が戻ってくると、

相談しながら人間関係を調節

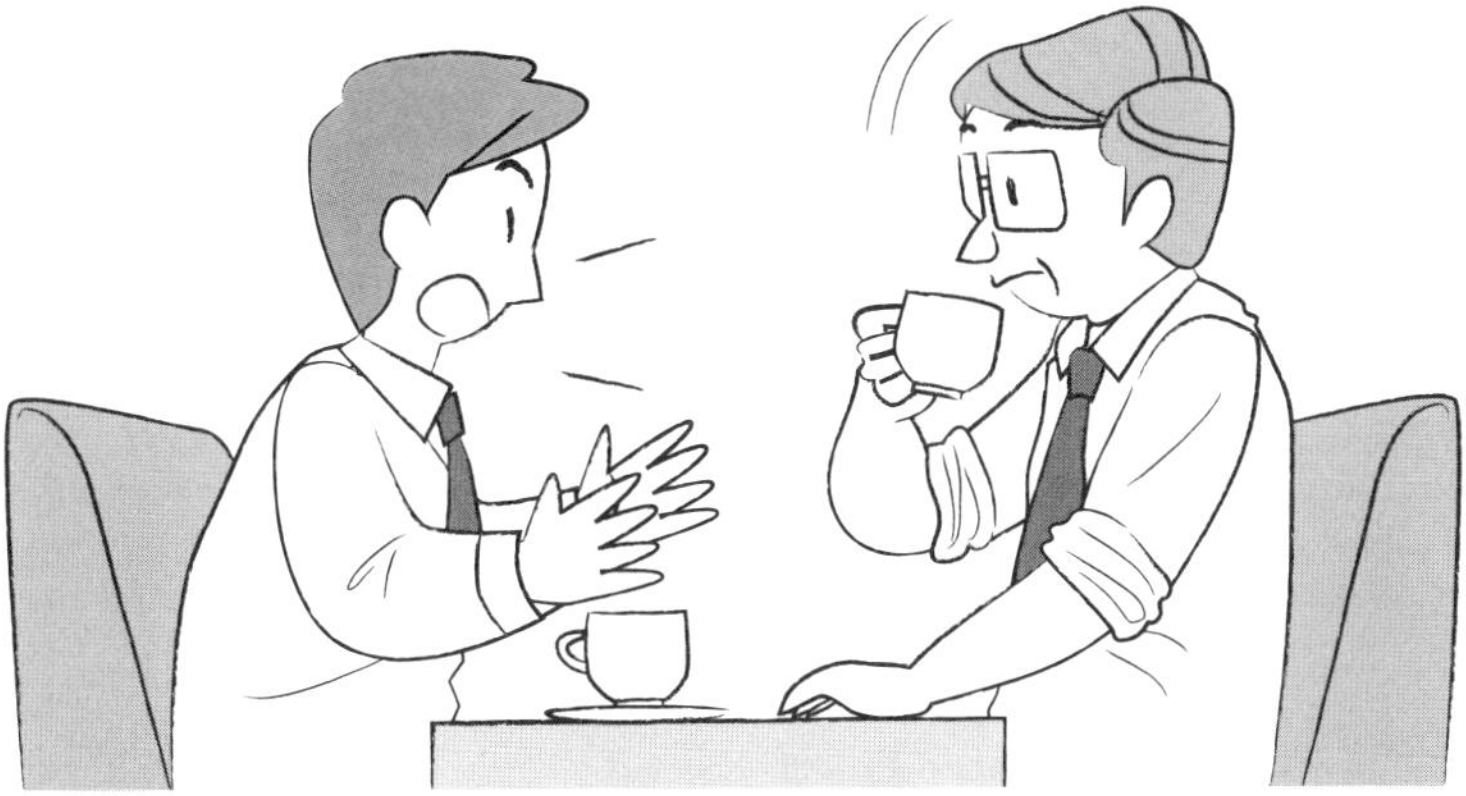

いよいよ復職や、もとの生活に戻る時期です。それまでの家族との関係を中心とした、比較的馴染み深い人間関係から、この時点で、以前と同様の多数の方と交わる社会生活が戻ってきます。この社会生活においても、当初は不安が漂います。これを払いのけるために、上司と相談したり同僚と相談したりしながら、人間関係を調節していきます。

最終的に不安なく落ち着いた社会生活が送れるようになったとき、そして以前の人間関係が戻ってきたときに、治ったと言えるのだと思います。

治療方針について

●病気を考えるには、いろいろなレベルがある

インターネットや本を見て、もしくは同じように困っている友人の話を聞いて、「これはうつ病だ、セロトニンの出る薬をもらいに行こう」と決心して病院に行ったとします。病院に行って私はうつ病だからセロトニンの出る薬をください、といきなり要求するわけにもいかず、今困ってることを話します。やる気の出ないこと、意欲のないこと、何より仕事に行きたくなくて仕方がない、仕事に行くと嫌な上司がいて辛くて仕方がない……、こんな話をしていると、何だか目の前の医師は、そんなことは関係ないと思うのに、生まれた時のことや、家族のこと、家の中のことなどをごちゃごちゃと聞いてきます。これも関係ないと思うのに、体の病気のことも聞いてきます。どこも痛いところも痒いところもないのに、血液の検査をしたり、頭の検査をしたりします。「これは世に言われている過剰診療だ」「この医者は自分で稼ごうとしている」そんなふうに思ってしまいます。

「今、辛いのは気持ちなんですけど」とおずおずと言ってみると、「治療方針を決めるために必要なのです。うつの原因はいろいろ考えられます」と説明してくれます。うつは心の問題だから、そんな体の検査は関係ないだろうとやっぱり思うのですが、やむを得ず従

うことにしました。こんな経験をした人はいませんでしょうか。

このようにいろいろなことを聞かれ、検査をされることは、実は治療をしていく上で大切なことなのです。第1章でお話ししましたように、病気には遺伝的なレベル、生物学的なレベル、心理社会的なレベルなどがあります。それぞれのレベルに応じて、治療方針を立てていくことが必要になってきます。

遺伝的なレベルで悩んでいる方、そういう方は基本的には発達の障害や知的な障害をおもちの方が多いようですが、自分の特性と向き合い、付き合い方を考えていくことが必要になります。そのほかに脳の器質的問題として、脳の中の腫瘍や、脳の中の液（脳脊髄液）の流れの不調、感染症などの病気をおもちの方もいます。このような方は脳神経外科の先生にお願いして治療していただく必要も出てきます。

神経伝達物質的なレベルでは、セロトニンやノルアドレナリン、場合によってはドパミン系の異常をもっている方がいます。このような方には抗うつ薬や抗精神病薬が有効かもしれません。その一方で、精神的なストレスにより悩んでいる方もいて、環境の調整やカウンセリングなどが適応になることもあります。このような病気のレベルによって治療方法も違ってくるわけですから、一概にうつの症状があるからといって、単純にセロトニンを増やす薬を使えばよいというものではありません。このため経験のある主治医は、単純に薬を出すのではなく、その背景を気にするものなのです。

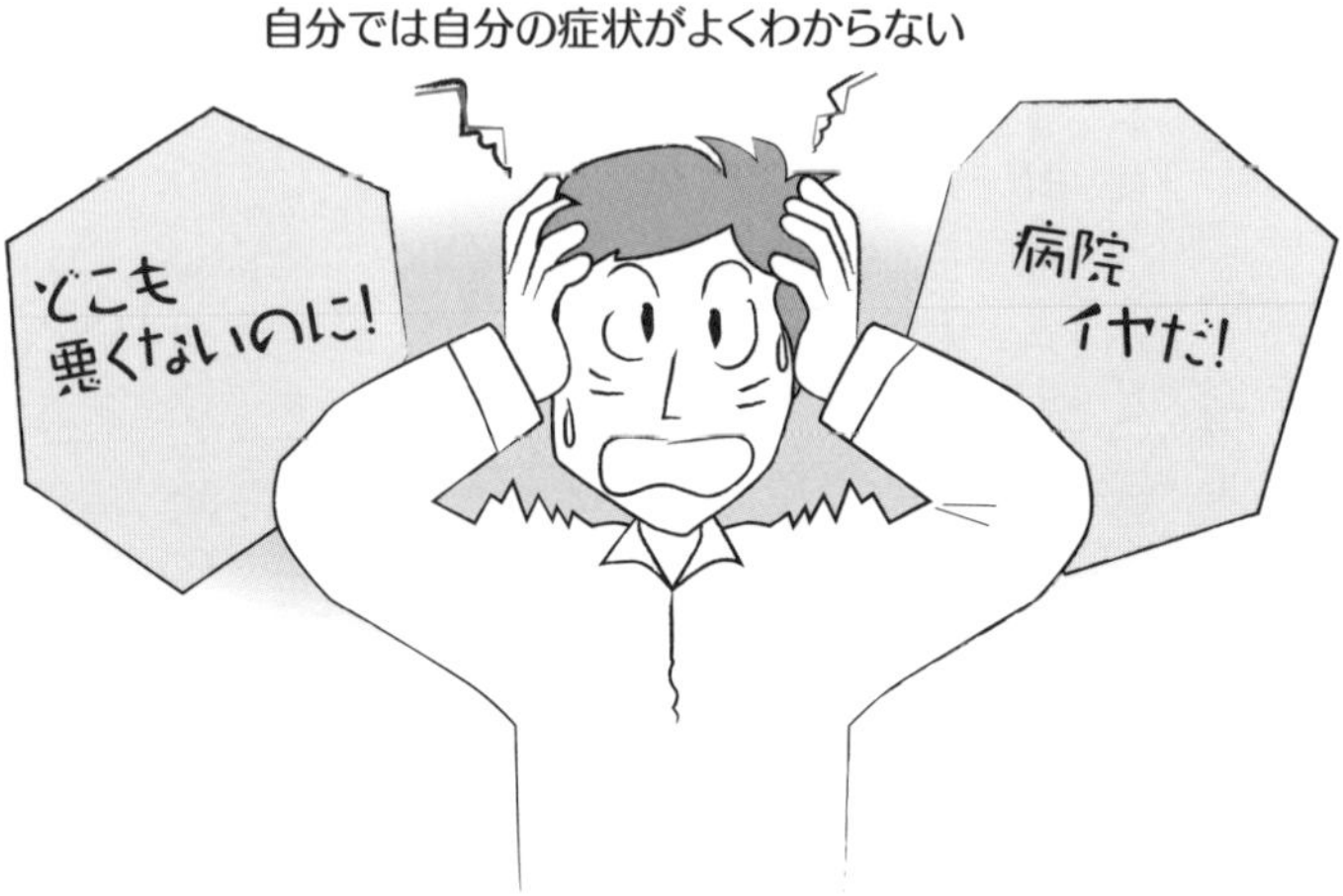
自分では自分の症状がよくわからない
どこも悪くないのに！
病院イヤだ！

●医療側と患者さん側とのコミュニケーション

とはいえ、受診している身からすれば、関係ないことを散々聞かれて、希望とは違う治療方針を伝えられ、診察が終了してしまうと、自分は何をしに行ったのだろうという気になります。そうならないようにするためには、主治医との十分な話し合いが必要です。後述する共同意思決定という考え方も参考になります。何より、自分の体のこと、自分の心のことですから、自分でよく理解して治療を受けていくことが必要かと思います。そういった意味で、十分な説明と十分な理解の上で、患者さん自身も納得して治療を進めていくことが大切と言えます。

さきほどのセロトニンを増やす薬がほしくて来たことや、今の説明で納得がいかないことがあれば、伝えた方がよいと思われます。

治療を難しくしてしまう要因として、精神の病気では、自分では自分の症状がよくわからないという面があります。家族が心配して病院へ連れてきていても「自分は具合なんか悪くない」「無理やりこんなところに連れてきて」と苦情を言う方もいます。病院まで来てくれればまだよいのですが、それすらも嫌がり、「何も悪くないのに、どうして病院に行かなければいけないんだ」「病院なんて嫌いだ」などと言って、通院を拒否する方もたくさんいらっしゃいます。

この段階では、身近なご家族が代わって判断してあげるしかありません。しかしそれについても、患者さんとコミュニケーションを取る努力をした上で、家族の方が十分に理解できる方法で、また後日、本人が十分理解できる方法で、治療の方向性を決めていくことが必要かと思います。

治らない理由として考えられること

様々な「治らない理由」が考えられる

ここまで治療の流れと治療方針についてお話ししてきました。治療がうまくいって少しでも良くなってくればよいのですが、なかなか良くならない方もいます。第1章でお話ししましたように、治るとはどういうことかという考え方の問題もありますが、ここでは単純に治療が効果を及ぼすかどうか、心が楽になるか、その点から考えてみたいと思います。

治らない理由として一番に考えられることは、〈①診断に問題があった〉ということが多いかと思います。そして、その診断に問題があった具体的な内容としては、病気のレベルや症状の原因などが違っていて、要するに〈②原因が違う〉といった問題があることがあります。①②が正しかったとしても、病気の症状や心理的負担と関係して、〈③併存する病気がある〉ということも考えられるでしょう。

実際に治療を行ってみると、同じ効果を期待される薬などの中にも多くの種類があり、また薬の使う量によっても効果に差が出ます。そのようなことから、〈④治療方法に問題があった〉もしくは〈⑤薬が合わないケース、薬では治らないケース〉も存在するのです。前項でも示したように、本人の病気への理解が十分でないと、〈⑥コンプライアンスの低下〉、要するに薬を飲まないといった事態が出てきます。その背景として、〈⑦主治医とのコミュニケーションの問題〉があると思われます。さらには、〈⑧家族や環境、職場などの問題〉も影響して、治療に暗い影を落とすこともあります。また、〈⑨最初のうちはよかったのに…というケース〉もあります。

心の病気では、その治療においても心の問題と体の問題が複雑に絡み合い作用していきます。以下、この①～⑨の問題について、もう少し深く考えてみましょう。

①診断に問題があった

診断の意味……あくまで分類である

具合が悪くて病院に行き、治療を受けたのに良くならない。これは、あの先生は自分のことがよくわかっていない、つまり診断がしっかりできていないのではないかと考えることがあるでしょう。

第1章の歴史のところで書きましたが、精神科における診断というものは、常に分類学の一つであるということをご理解ください。心の病の症状は様々な形で出てきます。幻覚や妄想などといった質的な症状や、気分、不安といった量的な症状が、それも一つではなくたくさんの症状が、さらにこの二つの分類の中でも片方のみではなく両方の症状がみられることが多いのです。

このような状況であるため、単純に言えばどちらの症状が多いかといったことで、気分障害（うつ病など）なのか統合失調症なのか、それともそれ以外の病気なのかということが分類されていきます。これが現在世界的にも用いられている診断基準の考え方です。非常に簡単で、診断する医師の技量による差や経験によって違いが出にくいというよい点があります。

そしてこの診断には、その原因を考えないという大きな特徴があります。この特徴のために、診断をもとにした治療の違いというものが生じてくるのです。これに関しては次の項で詳しくお話ししましょう。

もはや精神医学の教育の場でもあまり用いられなくなった「従来診断」と言われるこれまでの診断方法と比較するとわかりやすいかもしれません。従来診断では、統合失調症ではこういった症状がみられやすい、このような経過を取りやすい、治療ではどのようなものを使うと良いといったようなものが一つの概念としてありました。ただしこの概念が、医師個人、学閥、国によって異なっていることもあり、混乱を呼んでいたのです。

その一方で、患者さんとの面接の場面で訴えられている症状をそのまま受け取るのみではなく、逆に医師から患者さんの症状を再確認することを繰り返し、医師のもっている病気に対する概念と患者さんの感じている状態について、すり合わせを繰り返し行いながら

どのような症状があるか分類しているだけ

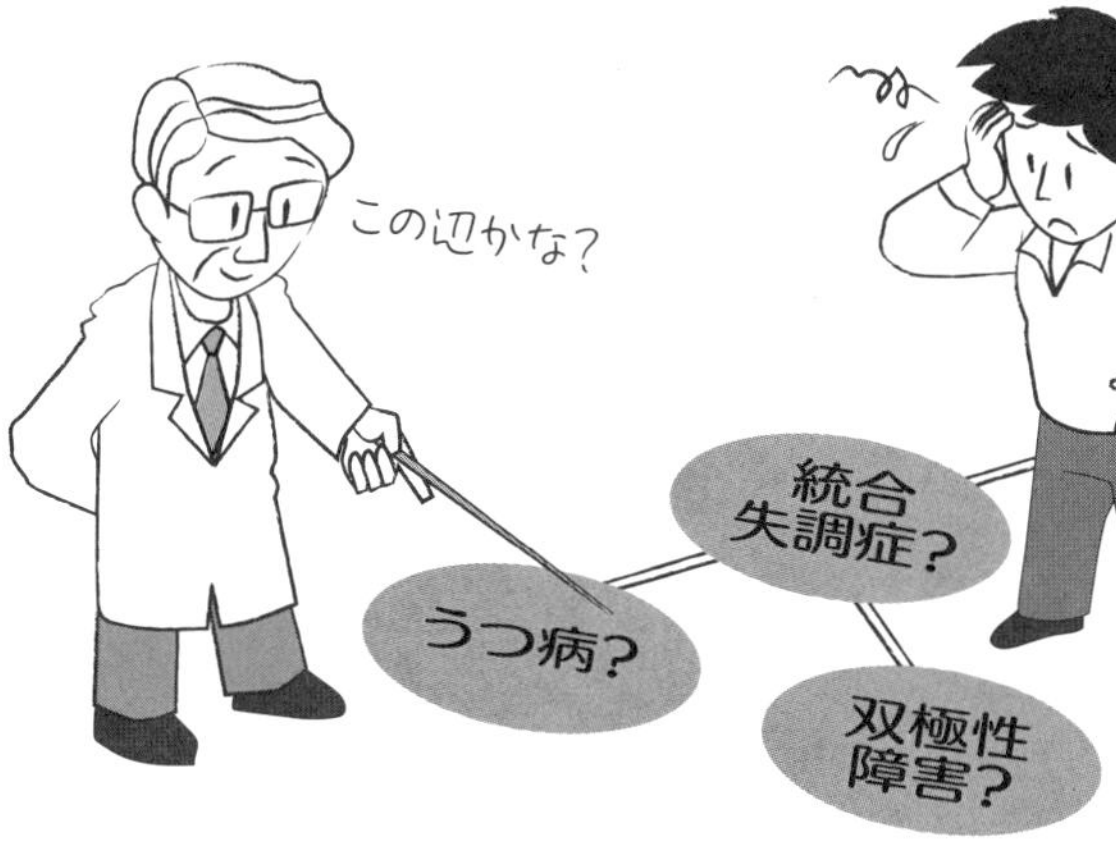

診断をしていくという過程があったように思われます。患者さんそれぞれについて、症状の感じ方や表現の仕方も変わってきてしまいます。何よりも感じている症状そのものが違っていることもあります。それらを病気の概念に当てはめ、その上で原因や影響している因子を考えて治療につなげていくわけですから、慎重に行うに越したことはありません。

この従来診断と比べると、現在の診断基準は表面的に表れる症状の組み合わせから診断を考えるため、診断と治療が異なることもありえます。病名に関する議論は、現在では診断基準がそもそも症状を整理しているだけというものですから、治療との関係に関しては矛盾する面があります。統合失調症でもうつ病でも、同じ薬を使って治療するということがありえるのです。

例えば典型的なうつ病の方でも、抗精神病薬と言われる統合失調症の薬を用いることによって症状が劇的に良くなることもあります。従来診断でしたら、抗精神病薬で症状が改善することを確認すると、症状や経過を見直して統合失調症に診断を変えるということもありました。うつ病の症状を呈しているためにうつ病と診断されて治療をしていても、抗うつ薬を用いることによって幻覚・妄想状態が生じてしまい、その後、最終的には統合失調症という診断がつくこともありました。そういった意味では、繰り返しになりますが、現在の診断基準は心の病気の診断名に関しては、どのような症状があるかを分類しているだけですので、自分の症状を主治医が把握しているかどうかの確認にすぎない、と考えていただいていいかもしれません。

●診断が違っていて困るとき……器質疾患の問題

症状についての分類であることから、診断が違っていても大きな問題はないだろうという考え方も出てきますが、精神的症状が出てくる病気の中には、心の病気のみならず脳の器質的病気、さらには全身的な問題が関与していることもあります。

妄想が著しく、興奮していて困ったなと思ったり、気分が落ち込んでいて具合が悪いと思っていたら、甲状腺の病気だった。意欲が落ちていておかしいなと思ったら脳の腫瘍であった。服用している薬が影響していたり、実は栄養状態が悪かったりしていることもあります。行動が不思議な感じがして統合失調症かなと思ったら、認知症のはじまりであったということもあります。体の病気で心の病と同じような症状が出てくるのです。

精神科の病院やクリニックでこれらの病気をすべてみつけることは難しい面がありま す。何よりも診断機器などがそろっていません。医師も最善を尽くす一方で、皆さん方も人間ドックに行くなど、身体的な調子の悪さについては早めに気がつくようにしておいていただけるとありがたいのです。

②原因が違う

●原因と治療がかみ合っていることが大切

治療方針でもお話ししましたように、現在の診断基準では心の病気の一つとしてまとめられるいわゆる「うつ病」を取ってみても、その原因は大きく二つに分けられますし、うつ病という言葉で示される幅が広がっています。環境や状況によって葛藤が生じ、うつが始まってきた人、もともとの素質としてうつを起こしやすい人の二つです。ここの見極めによって、環境調整や心理的なカウンセリングなど、心理的な関わりを主体に考えて治療していく場合と、薬物療法を中心に考えて行く場合が出てきます。

専門的には喪失体験と言われる体験、つまり失恋や大切な人をなくしてしまう、会社での失敗など、誰でも落ち込む原因はあります。これらの原因で起こる、以前なら病気とは考えられなかったうつ病の心理的治療を考える中でも、家族の中の葛藤が影響しているのか、それとも職場の中での葛藤が影響しているのか、その中でも誰との関係が問題なのかといった見極めにより、アプローチの仕方が変わってきます。家族の問題が主な場合は家族の方も含めた家族カウンセリングなども一つの方法として挙がってきますし、職場の問題では職場も含めた相談が必要になってくるかと思われます。

一方で、脳の神経伝達の失調が中心と考えられるうつ病があり、こちらでは抗うつ薬が第一の治療と考えられます。原因の違いに加えて症状の重症度によって、用いる薬物も変わってきますし、さらに別の治療方法も組み合わせたりすること、入院しての治療や修正型電気けいれん療法（後述、62ページ）といったもう一つ上の段階の治療が必要になることもあります。原因と治療がかみ合っていることが必要で、それがかみ合っていないと「なかなか治らない」という状況になってしまいます。

③併存する病気がある

病気と病気の併存ということを考えると、心の病気同士の併存、脳の病気との併存、体の病気との併存の三つが考えられます。

心の病気同士の併存

まず心の病同士の併存です。ここまで多く述べてきた精神疾患の分類の話が、ここでまた出てきます。Ａという患者さんが不安になって、食欲がなくなってしまって、極端にやせてしまったといった状況があったとき、これを「Ａサン病」と呼びましょう。この状況を定義としてしまえば、まったく簡単な話です。

ところが一般的な分類として、不安は不安の障害、食事は食事の障害という診断基準があったとすれば、これは二つの診断が合わさった、要するに併存しているということになります。つまり併存というのは、今まで一般的に分類されていたある病気と他の病気の症状とが合わさっているということになります。

この考え方の中では原因論は排除されていますので、もしかしたら不安がもとになって食事が摂れなくなった、または食事が摂れなくて不安になったなどの因果関係についても可能性はあるものの、診断という意味では議論されません。不安障害と摂食障害の併存ということになるかもしれません。ただ治療を考える場合には、主治医は患者さんの話を聞く中でどちらがより根本的な症状かを解釈し、そちらの治療を優先して行っていきます。

心の病気と脳の病気の併存

それでは脳の病気との併存の場合はどうでしょうか。脳の血管障害や腫瘍などによって精神的ないわゆる心の症状が出てきた場合、これらに関しては脳の病気を治療してみて、それで精神的な心の症状が治まった場合には、最終的に脳の病気の症状として心の症状が整理されます。

心の病気と体の病気の併存

全身的な病気として、特に心の病気との関係が気になるものは、ホルモンの病気や感染症などです。これらについても身体的な治療を優先し、そちらが治ったときに精神症状がなくなっていれば、その症状は身体的な病気から由来するものと判断されます。しかし、身体的な治療を十分に行ったとしても残存する症状が認められることもあり、これは全く別の治療が必要で、いわゆる心の病が体の病気と併存していると考えて治療を行っていきます。

もう一つ気をつけなければいけないのは、ある病気の治療薬が精神的な症状を起こしてしまうというケースです。頻繁に心の病の症状を起こしてしまう薬剤にステロイドがあり、次に多いものにはパーキンソン病の治療薬などがあります。

このような病気の併存が心の病の治療に影響してくるのは、治療者がお互い関係ないと思っていて、治療者同士で、また治療者—患者間で身体的な病気のことが共有されていなかったときに生じます。心の病気は心療内科や精神科、体の病気は内科などの身体科にという分け方もされてしまうのですが、相互に症状が関係し合うこともありますので、そのことを念頭に双方の治療者に情報を十分に共有していただくことが必要だと思います。最低限、お薬手帳はみてもらいましょう。

④治療方法に問題があった

●精神科での薬物療法

心の病気に対しては、一般的には精神科医が治療にあたります。その治療方法の中には、薬物療法、精神療法、リハビリテーション療法、身体的な治療などがあります。

薬物療法は、うつ病や統合失調症のみではなく、不安障害や強迫性障害、摂食障害などの様々な症状をもった患者さんに用いられるようになっています。うつ病の方には抗うつ薬が、統合失調症の方には抗精神病薬が使われることが基本です。抗うつ薬の中にも、そして抗精神病薬の中にも様々な種類があり、これらの薬のうち基本的には一種類の薬を十分な量まで使うことが求められています。

それぞれの患者さんに治療の目標となる症状を設定し、それに対して薬を使っていきます。最初は副作用の確認のために少量から、そして副作用が出ないことが確認されると、量を増やして効果を期待していきます。薬による差はありますが、飲み薬では、まず飲んでから体に吸収されるまでに時間がかかり、さらに毎日飲んでいる薬の量に応じて、体の治療方法に問題はないか？

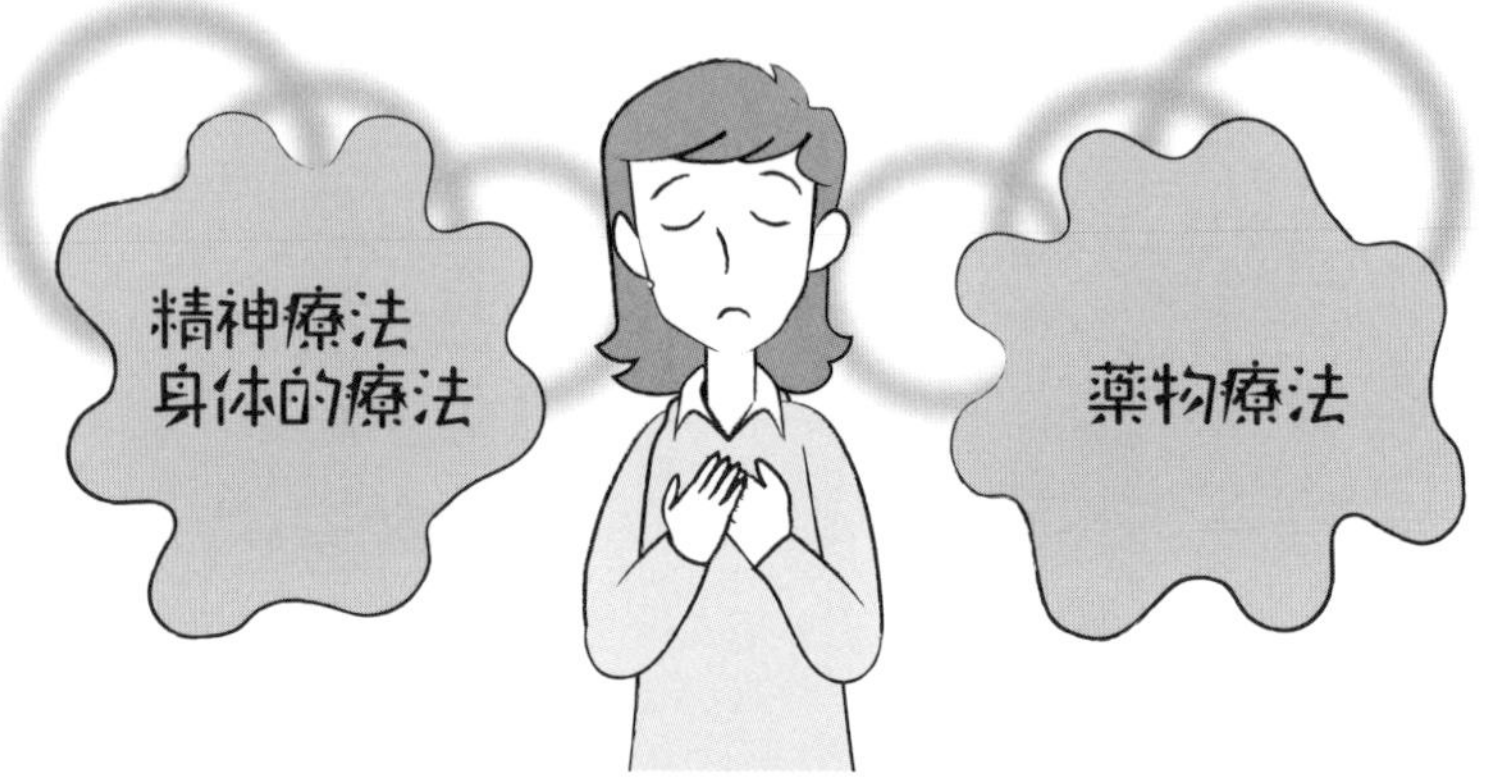

中（血液中など）の薬の量が安定するまでに1～2週間かかりますので、本当に薬の効果がみられるには、2～4週間待つ必要が出てきます。一方で、副作用は比較的早い段階で出てしまうことがありますので、最初にお薬を出したら通常は2週間以内に一回は主治医に様子をみてもらうことが必要になってきます。

薬の説明書などをみますと、使われる薬の量がまるで確定しているかのように書いてありますが、残念ながらそれぞれの患者さんに適切な薬の量というのは異なっています。したがって経過をみながら薬の量を調節する必要があるのです。薬物療法は、期待とは反して、我慢して時間をかけて調整することが求められます。

●精神療法のいろいろ

心の病気に用いられる精神療法にも、いろいろな種類があります。精神療法が治療の中心となることがある病気には、うつ病や強迫性障害、不安障害、摂食障害などがあります。

精神分析療法というものをフロイト（オーストリアの精神科医、1856～1939年）が開発して以来、世界中で有名ですが、この治療の対象はその当時は神経症と言われ、現在では強迫性障害や不安障害、解離性障害などと言われる障害となります。この治療法の基本は、心の中の葛藤を処理することによって心に安定をもたらすことにあります。統合失調症などの精神疾患に対しては、基本的には効果はないと考えられています。熟練した治療者と経験の浅い治療者では効果に差が出ること、効果の持続が短いことがあること、学派により考え方が違うことなどから、古典的な精神分析療法は行われなくなりました。現在、心の病気の治療として主に行われている精神療法は、患者さんの心を支える支持的精神療法や、認知行動療法という治療法です。

認知行動療法は、現在起こっている事柄に対し、患者さんそれぞれの心の中で起こっている物事の捉え方に対してアプローチすることによって、同じことが起こったとしても、より穏やかに過ごせるようにするための療法です。この治療では、いわゆる認知（周りの状況をどのように捉えるか）の歪みに対してアプローチし、ものの見方をトレーニングしていきます。

より具体的な社会への適応能力や対人関係を高めるための訓練として、ソーシャルスキルトレーニングといったものも行うことがあります。また、直接的に現在困っている症状とは別に、病気の症状により低下してしまった作業能力や、さらには環境的な問題や物事に対する適応能力などを改善してくために、デイケアや作業療法などを用いて治療を行うこともあります。レクリエーション療法などを用いて心の回復を促すこともあります。

身体的治療も進んでいる

身体的治療も現在に至るまで、様々に検討がされています。

古くはインスリンショック療法など、身体的にショックを与えて精神症状を改善しようとする試みもなされました。現在も行われている電気けいれん療法は、けいれんを起こした患者さんが、けいれんを起こす前と比べて精神的に落ち着いているという観察結果から始められました。以前は、105ボルトの電流を頭部に5秒間流してけいれんを起こさせる方法が用いられていましたが、より副作用が少ないように最小の電流でけいれんが起こせるように設定できる新しい治療器を用いることによって、より安全に治療が行われるようになっています。この修正型電気けいれん療法は、薬物療法などでは治療の難しい、もしくは症状が切迫していて急ぎの治療が必要な状況などに用いられています。

そのほか、電気けいれん療法では記憶の障害が起きたり麻酔をかける必要があることからその影響なども考えられたりするため、より安全で効果が得られることを期待した磁気刺激法も検討が進められています。現在のところでは、効果は電気けいれん療法の方が明らかであるとのことですが、今後対象を絞っての検討が必要になってくるかと思います。

最大の効果を得るためには

ここまで、薬物療法、精神療法、身体的治療についてお話ししてきましたが、それぞれの患者さんに対して、これらの治療が適切に行われていく必要があります。一方で、これらの治療をすべて網羅して治療を行える精神科医はまずいないと思われます。

それぞれの治療者には、通常行っている治療方法やその組み合わせがあります。どんなに良い治療法でも、例えば認知行動療法などは、普段は行っていない治療者によって治療されたとしても、十分な効果が得られません。治療者の能力と治療法、何より患者さんの状況が適切にかみ合ったときに、最大の効果が得られるのです。

⑤薬が合わないケース、薬では治らないケース

それぞれの治療薬の効き目とは

心の病気を治す薬には主として、抗精神病薬と言われる統合失調症に用いられる薬、抗うつ薬というう病に用いられる薬、気分安定薬といって気分の上下に作用する薬、その

ほか抗てんかん薬や認知症治療薬、ＡＤＨＤ治療薬などの特殊な目的をもった薬などがあります（付録：薬剤一覧２３７ページ参照）。

単純に言えば、抗精神病薬は脳内のドパミン神経系を抑える作用があり、抗うつ薬は脳内のセロトニンやノルアドレナリン神経系を活性化させる作用があります。気分安定薬の作用点については様々に言われていますが、抗てんかん薬として用いられる薬物も多く、これらの薬は主にＧＡＢＡ《ギャバ》系と言われる、脳の神経を全体的に抑える作用をもった神経系に作用します。

認知症治療薬では、低下していると考えられるアセチルコリン神経系の活動性を上げたり、混乱していると考えられるグルタミン酸神経系の活動性を抑えるように働いたりします。ＡＤＨＤ（注意欠如・多動性障害）に対する治療薬は、抗精神病薬とは逆にドパミン神経系をむしろ活性化させる作用があります。このように心の病気に作用すると思われる薬は、基本的には脳の神経伝達を調節する作用によって心に影響を及ぼしています。

●患者さん一人一人の症状に合わせることは可能か

それでは頭の中の神経伝達物質を量って、足りないものを足してあげれば問題ないじゃないかと考えるかもしれません。ところがそれは難しく、生きている人の脳の中のそれぞれの神経の様子を見ることはできません。また血液や髄液などの検査で神経伝達物質の様子を調べようとしても、脳内と髄液、髄液と血液の間にフィルターがあり、直接的に脳の中の様子がわかる方法がない上に、測定したデータそのものが病気によって一定するものではありませんでした。

脳内の神経伝達の様子を大まかに画像で調べるということもされるようになってきましたが、まだまだ実際の臨床で用いるには十分なデータの蓄積はなく、その有用性を見いだせるものにはなっていません。そのため現時点では、症状を目安にして薬物療法を組み立てていきます。

第1章で、妄想などの質的な問題と気分の変動などの量的な問題について述べましたが、これらの二つの問題が、それぞれの病気の方に多面的に現れてしまうのが心の病気の難しいところです。症状があり、それに対して診断が的確になされていたとしても、ある一つの病気に二つの要素が必ずと言っていいほど認められるという面があります。この程度に応じて、使う薬が異なってきます。

例えば抗精神病薬という分類の薬を用いるにしても、ドパミン神経系のみならずセロトニン系に作用したり、ノルアドレナリン系に作用したりするなど、さまざまな特性をもった抗精神病薬があります。単純にドパミン神経系への作用だけをみても、その強さや持続時間などが、それぞれの薬によって異なっており、まさに患者さん一人一人の症状に合わせた治療が必要になってきます。その薬剤選択の基本となるものは、患者さん一人一人の

患者さんと家族の訴えが指標となる

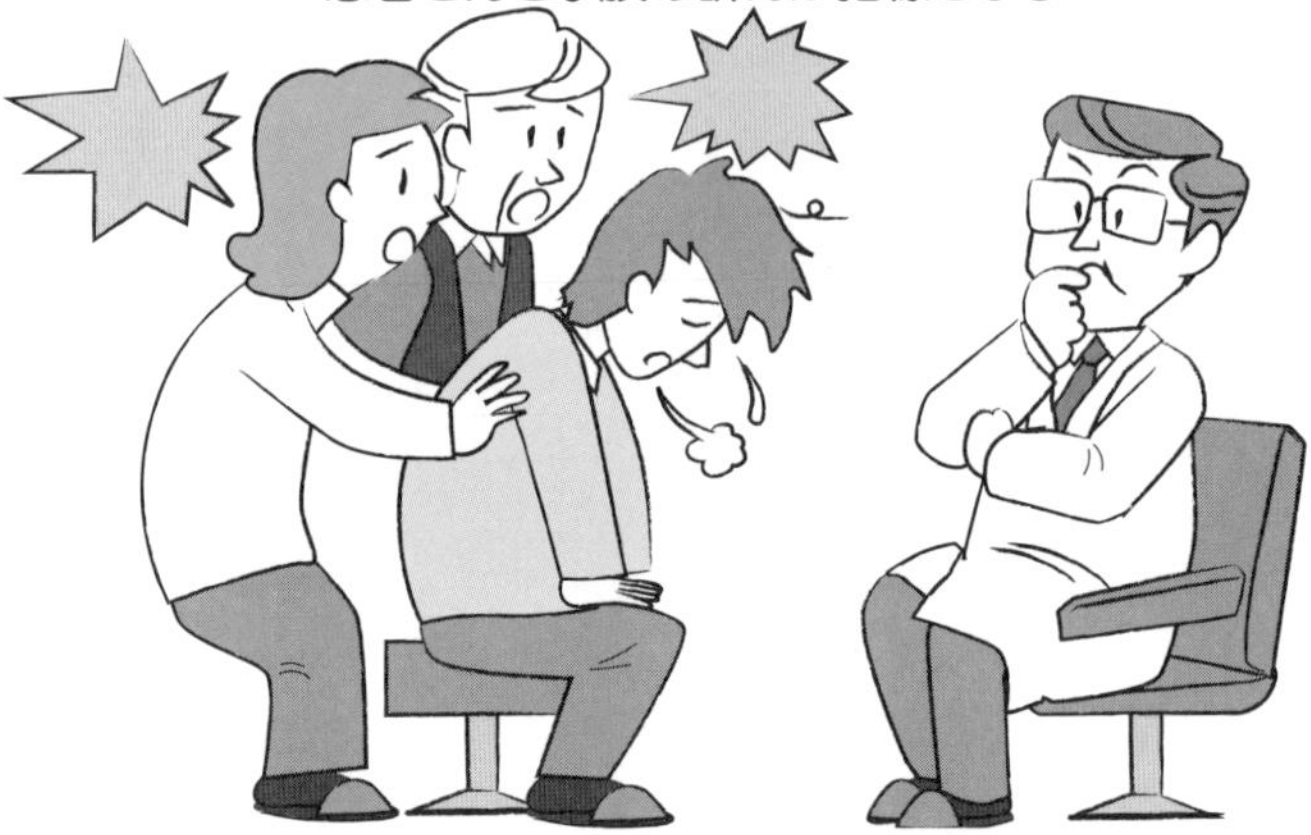

訴えだけなのです。

最近までは統合失調症用の薬と言われていた、例えばエビリファイ（一般名アリピプラゾール）やセロクエル（同クエチアピン）などの抗精神病薬が、経験を積み重ねるに従って、双極性障害にも用いられるようになってきています。また、うつ病の方でも、抗うつ薬のみで治療をしていて十分には良くならない方に、これらの薬を少量加えることによって劇的に改善することもあり、翻って考えるとその患者さんには、おそらくセロトニン系の失調による症状とドパミン系の失調による症状が併発していて、そのときの症状を起こしていたことが想定されることがあります。

統合失調症なのに、抗精神病薬を使っているのに良くならない、もしくは悪くなってしまったということがしばしばあります。このような方は、同じ妄想などの症状であっても、背景となっている脳内の神経伝達の調節異常は、他の神経系だったのかもと考える必要が出てきます。また、治療中断ののちに、前回の治療時に使っていた薬が有効で合っていたのに耐性が生じてしまい、今回に関してはその薬をいくら使っても効かないということもあります。これらの場合には、異なった薬を用いたり薬物療法以外の治療を考えたりする必要も出てきます。

心の病気を診断・治療するための指標となるもの

どこまで薬を調節すればよいのか、どこで諦めて違った治療を考えた方がよいのか、この問題を見定めるのは非常に難しいことです。この点についても、治療者に任せているのではなく、実際に症状を感じて苦しんでいる患者さん自身やそのご家族が、症状と薬の関係についてもよく理解された上で治療者と相談していく姿勢が大切になってくると思います。

このように、患者さんの症状も多様であること、一方で薬の作用も多様であることから、患者さん自身と治療者との間でしっかりとしたコミュニケーションをもちながら、適切な薬を用いていくことが大切になっていきます。そして、以前効いた薬があるならば、それを用いるのが基本でありながら、その薬が効かなくなることもあり、異なったアプローチも必要になります。繰り返しになりますが、精神科で心の病気を診断し治療していくのに指標となるものは、患者さんとご家族の訴えなのです。

⑥コンプライアンスの低下

最近ではアドヒアランスという言葉で表現される

コンプライアンスとは１９７０年頃に米国で、処方通りに服薬しないことが注目されて用いられるようになった言葉で、訳語は「服薬遵守」となります。医師からの処方に従って、薬を間違いなく服薬してくださいということです。これはとても大切なことですが、最近ではアドヒアランスという、より患者さんの自発的な意味合いをもった言葉によって、同じ服薬遵守という訳語で語られるようになっています。

このアドヒアランスという言葉は、２００１年に世界保健機関（ＷＨＯ）で提唱されたようです。「医師の言った通りに薬を飲む」というのでは、患者さん自身の気持ちがどうかということにまで考えが及んでいません。患者さん自身が積極的に治療に参加していく必要があるのではないでしょうか。しかし積極的に治療に参加しなさいと医師から言うだけでは、やはり一方的なことになってしまいます。薬の効果や副作用に関する情報を理解して、患者さんも一緒に治療方針を考えて、その上で医師と患者さんが理解し合い、信頼し合って薬を飲むという行為を継続していくことが望ましいと考えられます。

共同意思決定という考え方も用いられている

良好なアドヒアランスを得るためには、適用できる範囲がかなり限られるのですが、「共同意思決定」という考え方もあることをご紹介させていただきます。共同意思決定とは、患者さん、患者さんを取り巻く人たちと治療者それぞれが意見を積極的に述べ、治療について一緒に決めていくという方法です。もともとは糖尿病や乳がんの治療から始まったと言われています。

これは治療方針について、かつてあったような主治医、つまり医者が方向性を決めるのではなくて、主治医と患者さん相互に理解し合い、診断や治療を共有していくという考え方です。この考え方は精神科領域ではドイツで始まりましたが、ここ数年で日本にも影響を及ぼしています。

この方法は、自らを病気であると認めることが困難である急性期の精神疾患の方では導入が困難であると思われます。急性期には主として医師の経験や理論的な考え方に大きく依存して治療を進めていく必要があるかと思われます。しかし、ある程度病気への理解が進み、治療の必要性も理解できるようになってきた患者さんでは、長期間にわたる治療を考える上で、自らも積極的に判断して治療に関わっていくというこの方法も意味があるのではないでしょうか。

共同意思決定の流れとしては、最初は治療法を選択しなければいけない状況にあることを確認し、次にそれぞれの選択肢の内容の理解、お互いの考え方の明確化、そして最終的には判断を下すという流れになります。繰り返しになりますが、心の病においてこの方法を用いていくには難しい点がいくつかありますが、治療者に決めてもらうというのではなく、一方で患者さん自身がすべて決めなければいけないのでもなく、双方で意見を交わしながら最終的な結論を導き出していくという考え方もあると、頭に置いていただくことも有用かと思われます。

⑦主治医とのコミュニケーションの問題

アドヒアランスを考える上では、医師の陥りやすい問題、患者側の陥りやすい問題、そして周囲の人たちの陥りやすい問題と相互のコミュニケーションの問題があります。

●医師の陥りやすい問題

医師の陥りやすい問題は、自分が医師であるから相手（患者さん側）は自分の言うことを聞くべきだという権威主義的な考え方で、ここから脱却することが必要です。他の章でも述べたように、同じ症状を呈しながら様々な病気の方がいます。また患者さんの個性も一人一人違っていて、その方を治すために必要な病気の説明、薬の作用や副作用の説明をどこまでどのようにやるかということも、主治医が治療していく上でとても大切なポイントだと思います。

これは詳しければよいというものではなく、あまり詳細に副作用の問題について比重を置いて話をしてしまうと、患者さんはそのことに不安になってしまい、服用しなくなってしまうことがあります。逆に効果を強調しすぎると、患者さんは薬を魔法のように思ってしまい、当初は薬の効果以上に心理的な効果が生じてしまって判断を困難にしたり、薬が効かない場合には主治医が嘘を言ったのではないかと疑いをもってしまったりします。「薬を飲まないのは患者のせい。私の話を聞かないから」というのは、治療を阻害する考え方です。

患者さん側の陥りやすい問題

患者さんの側の陥りやすい問題もあります。特に心の病気の場合は、「気持ちのせい」「あの人のせい」というように、何かのせいにしてしまって、自分は病気ではないと考えてしまう人が多いようです。心の病気では心理社会的要素が影響しやすいという側面がありますので、これはやむを得ないことかもしれません。しかし、何かのせいであって、それがなくなれば落ち着くのであれば、病院に来ているはずはありません。一生懸命努力して、それでも調子が戻らず、困ってしまって精神科の門を叩いたのだと思います。自分の心を開いて、目の前の医師とよく話し合い、治療方針を決めていくことが必要だと思います。

その治療方針に関して、薬を使うとすれば薬の効果や副作用などについて、よく知っておくとよいでしょう。心の病気を治す薬の特徴を知っておくことも大切です。

頭痛薬などは頭が痛いときに飲むと数時間で効いてきて、頭が楽になってきます。睡眠薬なども、眠る時間の少し前に飲んでおくと効果があって、気持ちよく眠れることが多いでしょう。ところが心の病気を治す薬の中でも、抗精神病薬や抗うつ薬などに関しては、飲んだその日には効果はほとんどみられません。前述したように、1週間、2週間と飲んでいくうちに、徐々に効果が現れて来るものなのです。効果が認められないからといって、すぐに諦めずに、医師と相談をしながら服薬を継続してください。

本人の努力を否定しない

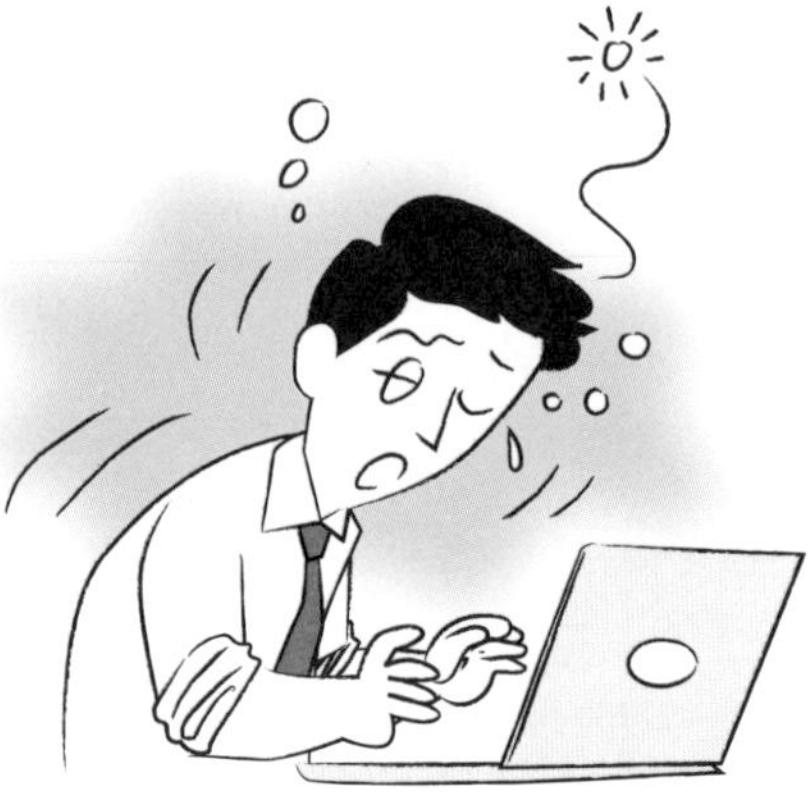

⑧家族や環境、職場などの問題

●周囲の方の治療への理解も大切

心の病気の治療を考える上では、周囲の方の治療への理解も大切になってきます。心の病気になった方はとても不安で、ほかの人の言葉に影響を受けやすいものです。主治医との相談を経て、やっと納得して薬を飲むことに決めたのに、家に帰ったら家族から「薬なんか飲まない方がいい」「気持ちの問題なのだから自分がしっかりしていれば大丈夫なのだ」などと言われてしまって、薬を飲まないことに決めてしまう。そんな残念なことが未だに繰り返されています。

この問題は、家族だけではなく職場でも繰り返されている問題です。確かに職場では、仕事の効率が一番なのでしょう。薬を飲んでいる患者さんは、多少動きが悪かったり、眠そうに見えたりするのかもしれません。でも、だからといって「薬なんか飲んでいるからそうなのだ」と一方的に、本人の努力を否定するようなことはしないでもらえるとありがたいのです。眠気があったり、動きが悪かったりする中で、本人は病気との折り合いを何とかつけながら、必死で仕事をしようとしている姿があります。そこを認めてあげてください。

治療者と被治療者、そして周りの方が相互に十分な理解をして、本人の治療の成功を目指していくことが何より大切なことと考えます。

⑨最初のうちはよかったのに…というケース

●心の病は全般的には軽症化している?

様々な心の病が軽症化している、最近は治療が進んできていて病気の治りが良くなっている、入院するにしても短期間で済むようになり、早く治るようになっている、薬物療法が進んで、かなりの病気が治るようになっている……。このようなことを皆さんは聞かれているかもしれません。

心の病の治療の現場として精神科の急性期病棟がありますが、心の病を発症して入院が必要な状況になったとしても、確かに以前と違って数カ月で退院できるようになり、かつてのような長期入院は少なくなっています。何よりも入院まで至らず、街のクリニックで治療を受けて比較的速やかに症状が改善する方も多いと聞いています。

ただ残念ながら、心の病が重くなってしまっている方がいることも事実です。ここには病気が治らずに慢性化してしまうという「慢性化の問題」と、再発を繰り返したり、不十分な治療により長い間に治療薬の効果が十分に認められなくなってしまう「難治化」といった問題があります。

「慢性化」「難治化」という問題

最初は少量の抗精神病薬で効果があったのに、同じ薬を同じ量使ってもまったく効かないということが起こるのです。最初に簡単に治ってしまったから、もしくは一度治ったからもう大丈夫などと考えて治療を中断してしまい、気がつくと症状がかなり悪くなっていることがあります。また、症状があってもこれは性格だからと考えて、治療につながらず慢性化する方もいます。初期の治療で症状がとり切れずに慢性化する方もおられます。

一方で、薬の使われ方が不十分で、十分量、十分な期間用いられなかったために難治化することもあります。また、古い研究になりますが、慢性の心の病気の中には、神経伝達の問題だけではなく脳の器質的問題、すなわち神経回路に異常が生じてしまって脳の萎縮が始まっているケースがあるようです。統合失調症でこのような慢性化をきたすことが知られていますが、躁うつ病（双極性障害）などでも同様の慢性化が起こると報告されています。このような場合には治療が難しくなります。

その一方で、慢性的で治療の効果がないと思われる方でも、薬物の工夫や環境の工夫によって改善がみられることもあります。大学病院に入院されたある患者さんのケースですが、現場の医師や看護師たちから、この患者さんは大学病院に入院させるべきではない、慢性の患者さんで人格も変わってきているなどと言われた方がいました。それでも治療を工夫するうちに比較的落ち着いてこられ、また、性格的に意地悪に見えたその側面が妄想からきていたものということもわかり、その部分が回復されることで比較的素直な本来の本人に戻ることができたのです。

結果からみて、単純に言えば抗精神病薬の力価が不十分であった（分量や作用が足りなかった）と言えるでしょう。慢性化していると言われても諦めずに、可能な治療をできるだけ考えていくことが必要と思われます。

さらに最近では、クロザリル（一般名クロザピン）という難治性統合失調症の薬もあります。慢性化してしまうこと、難治化してしまうこと以上に、実は最も恐ろしいのは、私たち治療者や周りの方々、そしてご本人が治療を諦めてしまうことかもしれません。

第3章

症状別 対処のポイント

統合失調症

統合失調症とはどんな病気なのか

●不安を背景に、成人になってから発症することが多い

近頃、統合失調症が軽くなったとよく言われます。薬物療法も進んで良くなる人が多くなった、難治と言われた人に有効な薬も出てきたと言います。ここではまず、統合失調症とはどんな病気なのかを考えてみましょう。その症状の経過をみてみると、統合失調症はその発症に「不安」が関係すると考えられます。この不安の流れをみていきたいと思います。

人は不安を抱えて生まれてきます。生まれたときから周囲の状況がわからず、また理解もできず、どうやって生きていくかもわからず、ただ泣くことによってのみ母親に自分の欲求を要求しながら育ちます。ある程度物心がついても、世の中にはわからないことがたくさんあり、面白いなと思ってちょっと手を出してみても、もしくは少し遊びに取り入れたりしても、周りの大人から、それはいけないことだとか、困ったことだと言われて怒られてしまいます。

しかしながら、成長とともに少しずつ周りの状況がわかり、周囲に合わせたりすることができるようになります。また、勉強をしたりスポーツをしたり、親の関心を引くことができると安心できます。

成人になってくると、かなり日常生活の中での不安は軽減してきますが、今度は社会の中での不安と戦わなくてはなりません。自分が育ってきた環境とは異なった人たち、そして多種多様な性格の人々との交流。これまでの学生生活では勉強だけやっていればよかったのに、様々な人たちとうまく付き合い、そして他の人のわがままにも付き合っていかなくてはならなくなっていきます。

このような中で、通常ある程度の社会性をもち、人としての形が形成された段階で、統合失調症という病気が出てくることが多いようです。

周囲の世界が「自明」でなくなるという状況が生み出す統合失調症

この統合失調症という病気の本質は何かという議論がたくさんありますが、周囲の状況が自分にとって明らかでなくなる、すなわち、これまでの人生の中で培ってきた普通のことが普通でなくなってしまうという感覚。数学で習った「自明」という言葉がありますが、世の中が自明でなくなるという状況が基本であるという考え方があります。

世の中の状況が再び自明でなくなることから、周囲に対する恐怖や不安を抱くようになります。それまで当然と思っていたことがわからなくなるのです。自分が何か困ったと感じていても、その理由が明らかになりません。そういった状況のときに人は、何か信頼に足るものを探していきます。そのような方が求めるものは、やはり理論的なものでしょう。

目の前で起こっていることがどうして起こっているのか、理論的に合理的に解釈しようとしていきます。

「自分が調子が悪いのは、もしかしたら持っているバッグのせいかもしれない。以前バッグを持っていたときは黒いバッグだった。今の黄色いバッグでは、良いことが起こるはずがない」。外からみていると、そのつながりに疑問がもたれる面があるのですが、本人なりに大真面目に理論を考えています。このように考えていく中で、その背景に何かの悪巧み、恐ろしいことが隠されているのではと考えるようになっていきます。

●主因は神経伝達物質の攪乱《かくらん》

自分で客観的に考え批判できるなら、「そんなことはありえない」とか「気のせいかもしれない」と考えられます。その程度ならよいのですが、その範囲を超えてしまって、自分でそれを判断することができなくなってしまいます。この時、脳の中では神経伝達物質（ドパミン、セロトニンなど）の攪乱が起こっていると考えられます。この神経伝達物質の攪乱段階ではすでに、薬物を使った神経伝達物質の再調整を行わないと症状の改善が認められなくなってしまっているのです。

統合失調症は、古典的には内因性の精神病という呼び方をしていました。この内因性という言葉は、本来何らかの脳の病気であると想定されていましたが、著者は現時点では、いわゆる心理的（話を聞いてもらったり、考え方を変えたりする）方法では改善することのできない、薬物によって調整が必要な、神経伝達物質撹乱の状況と考えていいかと思います。

統合失調症の主な症状

この神経伝達物質撹乱の状況になり、周囲の世界が不安に満ちたものになると、様々な症状が引き起こされることが知られています。

妄想

親子関係に問題があると以前より疑念をもっていた方、もしくは親子関係が重要な意味をもつ社会の中では、「血統妄想」すなわち自分は高貴な生まれであるとか、自分は本当はこの家の子供ではない、そういった考えが出てくることもあります。

近所との問題が気になっている場合では、隣の家や人間関係に関する妄想が生じ、隣人に迫害されている、覗かれて困っている、などといった妄想が生じてきます。

周囲の人との関係に関しては、周囲の人が自分に興味をもってみつめている、いわゆる

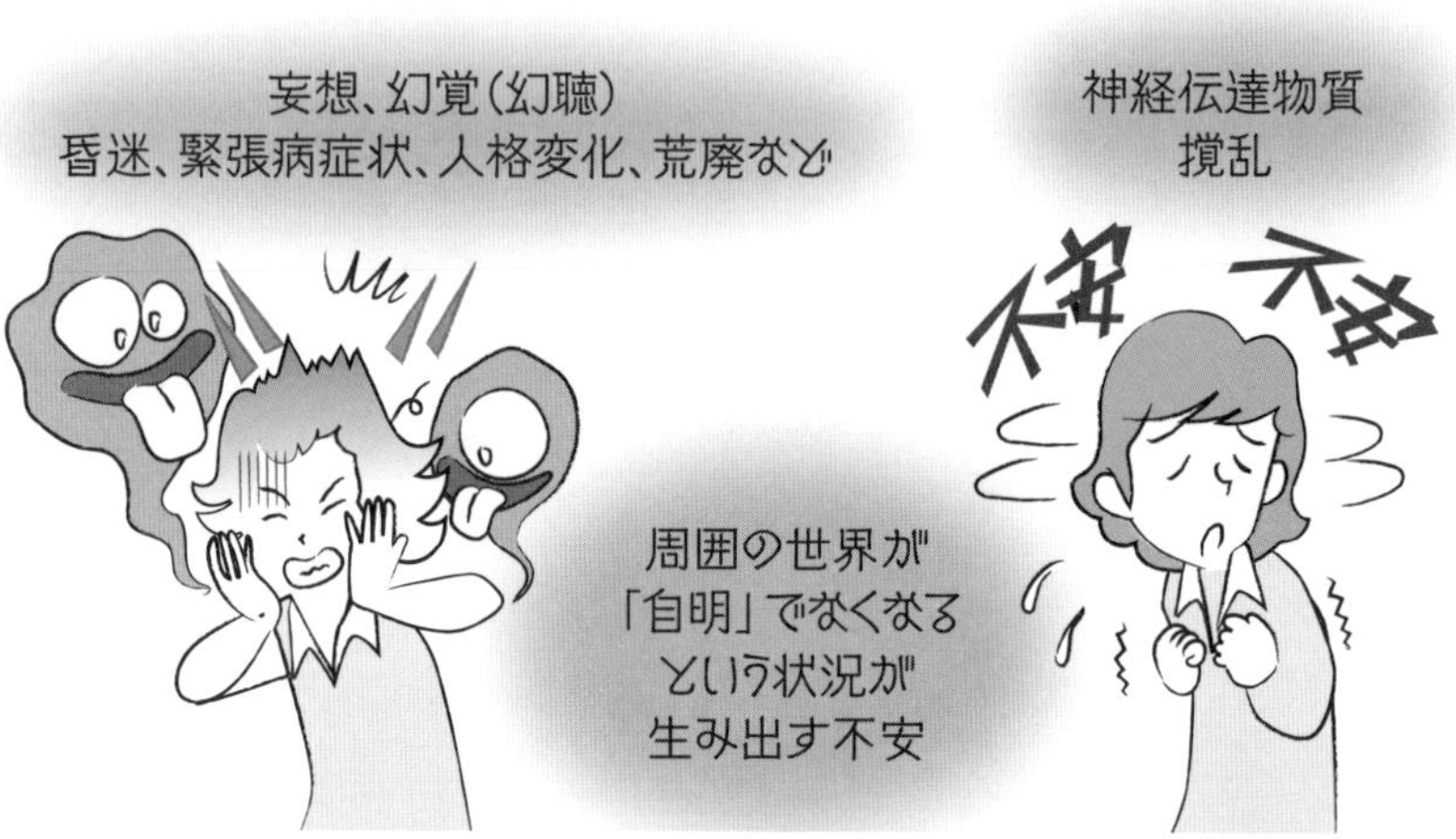

「注察妄想」という妄想や、周囲の人の行った行動が自分と関係しているという「関係妄想」といったような症状など、様々な人間関係に関する妄想が形成されていきます。

幻覚（幻聴）

以上のような妄想に伴い、もしくはそれとは別に、神経の過敏さから自分の考えていることが声として聞こえてきてしまう症状も出てきます。先ほど話に出たように周囲からの迫害、周囲との関係などに関する声が聞こえてきます。それはつまり自分を馬鹿にするような声や、自分のやっていることを注釈したり確認したりするような声として聞こえてくるのです。

昏迷

周囲からのそのような圧迫感、被害感が激しくなってくると、昏迷といった状況も現れてきます。この昏迷の状態では、もはや周囲の状況に反応することができず本人の心は奥深くに隠れてしまい、目は開いているのに何も話せないような状況です。

緊張病症状

また、不安が高くなり、緊張感が高まり、そのために激しい興奮を引き起こしてしまったり、混乱してしまったりもします。体の動きまでも過度の緊張のためにぎこちなくなってしまったり、動けなくなってしまったりするような状況があり、こういったものを緊張病症状と呼ぶこともあります。

人格変化、荒廃

神経伝達物質撹乱が続いていくと、その影響で神経細胞に障害が生じ、長期的には人格の変化が生じていくことがあります。これを統合失調症による人格変化、荒廃という呼び方をします。

統合失調症が以前に比べて軽症になったわけ

以上のような形で、統合失調症の症状は出現し、そして進んでいくと考えられるわけですが、ここで「軽症化」について改めて考えてみましょう。

近年、統合失調症が以前に比べて軽症になったと言われますが、上記の症状のどこがどう変化したのでしょうか。実は統合失調症に関して本当に軽症になったのか、減っているということを言う人はいるのですが、実際に数値として減少しているデータはあまりはっきりとは確認できません。実感として減っているような気がするというものが一番多いのです。

データがはっきり確認できないことに関しては、いくつかの理由があります。統合失調症という病気は、これまで述べてきたようにいろいろな症状を呈することが知られています。不安だけが強く出る場合もありますし、人格の変化のみが強く出る場合もあります。これらをまとめて統合失調症という診断をつけていくのですが、この統合失調症という概念の枠組みが、時代ごとに大きく変わっていることに大きな問題があるかと考えられます。

●診断基準の変化によって減少する患者数

10年前、20年前に診断された統合失調症と現在診断される統合失調症とでは、診断基準が変化し、違うものをみている可能性があります。

国際的な診断基準が導入されるに従って、うつ病もしくは気分障害といわれる診断の中に、これまで統合失調症と考えられていた症例も含まれるようになってきています。同じようにこれまでは統合失調症の中に含まれていた、対人関係が苦手な人たちや子供の頃からの発達の遅れがある人たちなどに関しては、最近は発達障害という診断の中に入るようになってきていて、以前のように統合失調症として括られることはなくなりました。

また、高齢発症の統合失調症に関しては、妄想性障害や認知症の一部として診断されるようになってきています。このように診断基準の変化によって、統合失調症として捉えられる患者さんの割合が減っている面があるのです。

●薬物療法の進展により症状のコントロールが可能になってきた

診断基準の変化もあるのですが、そうは言っても、先ほど話に出たような緊張病症状――カタレプシーというのですが、身体をこわばらせてしまって言葉も出せない昏迷状態、もしくは荒廃状態と言われる、人格がかなり変化して人としての生活が困難になる状態などが少なくなっていることは、病院の現場で経験することです。これに関しては、薬物療

受診しやすくなった精神科病院

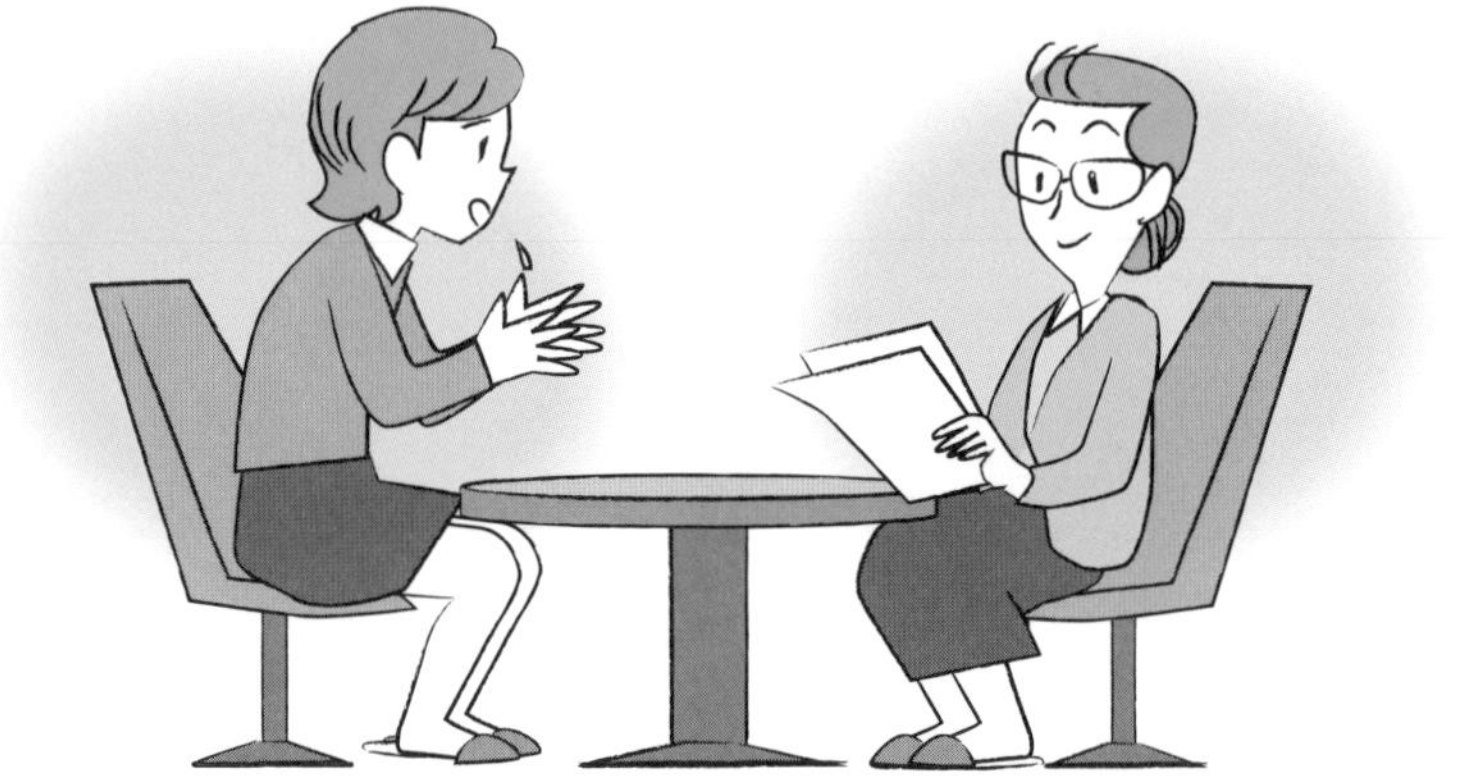

法の進展により症状の進行、悪化がある程度コントロールされるようになったからかもしれません。

以前から用いられていた定型の抗精神病薬に加えて非定型の抗精神病薬も使えるようになり、治療の幅が広がり、より患者さんの具合に応じたオーダーメイドの治療ができるようになっていることが大きく影響しています。

●早期受診がしやすくなった精神医療サービスの体制改善

精神科病院や精神科クリニック側の変化も見逃してはなりません。以前は精神科病院と言うと、足を踏み入れ難い、近くに行くと誰かが叫んでいる声が聞こえたり、何か悪いことをすると「あそこの病院に入れちゃうよー」

などと親から脅されたり、そのような忌み嫌われるような場所が精神科病院でした。このために精神科病院にかかるということは、よほど大変なことがなければありませんでした。重症化してからでないとかからないのが精神医療だったとも思われます。

幸いなことに最近では、精神医療サービスへのアクセスがしやすくなってきています。お化け屋敷（語弊があるかもしれませんが）のようであった精神科病院も、きれいで近代的なものに建て替えられてきています。明るく普通の医療機関と変わらないクリニックが街中には増えてきました。以前のように重症の統合失調症の方がかかる病院ではなく、うつ病の方や不眠症の方、発達障害の方、そして認知症の方など、世の中の多くの人が関わる精神科病院やクリニックとなったのです。このおかげで患者さんたちは重症化する前に自分で異変を感じたり、周りの人が心配になったりしたときに比較的簡単に相談ができるようになりました。

メンタルヘルスに対する考え方も変化して、以前のような「気合が足りない」「考え方の問題」などといった精神論ではなく、各事業所や学校などにはメンタルヘルス相談の窓口が設けられるようになり、そこでは心理士や精神科医などが相談に乗っています。精神の病気が潜んでいると考えられるような場合には、受診を促すようなことができるようになってきています。

●社会の多様化とともに表現される症状も変化

症状については、先ほど述べたように基本的には神経伝達物質の攪乱による強い不安が生じたとしても、周囲の状況に応じて、いわゆる反応としての症状が生じていると考えれば、社会が変わったことによって表現される症状は大きく変わったと考えられます。社会的な変化として、以前のような村社会の中では強い不安をもった人は逃げる場所がありませんでした。そうすると自分の心の中に逃げ込むか、もしくは、激しい興奮を示して周囲から逃れるかといった方法しかなかったのでしょう。現在では社会の多様化とともに、様々に症状は変化しています。

以上のように、統合失調症は、診断基準の変化もあり、はっきりとしたデータはありませんが、薬物療法の進化、社会の変化、治療体制の変化などにより、軽症化してきていると言えるでしょう。

多彩な症状を的確に診断することの難しさ

精神の症状には「質的な症状」と「量的な症状」があると第1章で述べましたが（15ページ参照）、統合失調症では、前者を「陽性症状」、後者を「陰性症状」と言います。

陽性症状としては妄想や幻覚などが認められますし、陰性症状としては引きこもりや意欲の低下、会話のまとまりのなさ、さらには対人関係における不安定さなどが生じてきます。そしてその経過の中では、前の項目でも話したように不安が生じたり混乱が生じたり、気持ちが落ち込んだりすることも出てきます。

陽性症状：妄想の診断①～内容がはっきりとしない妄想

妄想と言うと一言ですが、妄想が示す内容は様々です。本章の最初の部分に書いた「自明なこと」がわからなくなり、そのこと自体も妄想と強くつながっていきます。戦争中でもなければ世の中が破壊されてしまったり、何かとんでもなく悪いことが起こったり、不気味な現象が起こったりすることはありません。また、目の前のもの、動物、人々などが常に悪意に満ちているといったこともありません。

しかし、それらのものが自らに迫ってくるような体験をすることがあります。そしてその中では、一つ一つのものがもっている様々な側面（例えばリンゴは丸く、つやつやして、赤くて、切るとサクッと音がして、甘ずっぱくて、子供のころはウサギの形に切ってもらったものだったりして、という様々な面を指します）のうちのある一部の側面が、奇妙に強く自分に迫ってきたり、意味があるように感じてきたりします。目の前の木々の緑が妙に強く感じられたり、人々の話し声が強く感じられたりします。このような状態では、気分が妄想的になっていて、その影響が出ていると考えてよいでしょう。

このように、あまり内容がはっきりとしない妄想もあれば、それぞれの人が生きていく上で重要な情報と関係した、はっきりとした妄想もあります。

●陽性症状：妄想の診断②～感覚情報と結びついたはっきりとした妄想

おそらく今、私たちが生きていく上で最も頼りにしているのが視覚的な情報でしょう。これまでの本を中心とした文化から、インターネットを介した情報のやり取りの時代においても、私たちは見るということから数多くの情報を得ています。そして視覚とともに重要な情報源が音声でしょう。身近な人との言語的なやり取りはもとより、現代社会においても言語的な情報のやり取りがインターネットを介してできるようになっています。

さらに音楽なども私たちの情緒を安定させるため、また気持ちを高めるためにも非常に有用です。嗅覚の働きについては、食事の際の臭いや、花の香りや、アロマの香りを感じるなどがあります。また、私たちの手や足、体の表面にある感覚器などは、その時々の感覚として快不快に関係してきます。そしてこれらの感覚を介して、人と関わり合い、感情をやり取りしているのが私たち人間です。

これらの感覚の中で、最も重きをなすと考えられる視覚的な情報に対しては「人から見られている」「監視されている」といった妄想が、聴覚に関しては「誰かが自分の言葉を聞いている」「誰かに何か悪口を言われている」「責められている」などといった妄想があります。嗅覚についても「(自分が) 変な臭いがする」「臭いと言われている」などといった妄想が対応します。身体的な感覚に関しては「虫が這《は》っている」「何かが皮膚に埋め込まれている」などといった妄想がみられることがあります。

他人との関係の中では、自分に関係づけられ、「嫌われている」「あてつけられている」「狙われている」「操られている」というように人間関係に関係した妄想もあります。人は生きてく上では、異性と付き合い、子孫を残していくことも重要ですので、それと関係して「愛されている」「(関係のない人と) 恋愛関係にある」などといった妄想も形成されます。

このように考えていくと、人が人として暮らしていくすべての事柄に関係して妄想が形成されていることがわかります。これらの妄想すべてが、統合失調症に認められることのあるものです。そう考えると、妄想の内容からは統合失調症を特徴づけることはできないような印象もあります。

陽性症状：幻覚の診断

統合失調症の症状として、妄想と並んで語られるものが幻覚です。幻覚の場合は（様々な感覚の幻を幻覚と言います）、統合失調症においては幻聴の割合が最も多いことが知られています。いろいろな人の声で、本人をバカにしたり、攻撃したりする内容の言葉が聞こえてきます。多くの人が話し合っている声も聞こえます。

また幻視では、人の姿を感じるのですが、それはあまりはっきりとしたものではなく、漠然と人の存在を感じるようなものも多いようです。匂いが変わった、味が変わったということも稀に聞かれることがあります。このように、様々な感覚において、幻覚が感じられることがあります。

これらの症状からも、統合失調症という病気を確定させるのは簡単なことではありません。他の章で述べていますが、幻覚や妄想を生じる病気は他にもあります。

陽性症状：他人や外部の力に操られていないか

幻覚や妄想の中でも、以下のような症状があると統合失調症である可能性が高いと言われます。

当然のことと思われるかもしれませんが、基本的に自分は自分で他人は他人です。自分は昔から今につながっており、一人の人間です。そして、自分が何かを考えたり行動したりするときは、当然ながら自分の意思で、自分で行っています。

このような自分という感覚が、統合失調症では危うくなっているときがあります。おそらく本来は自分の考えであるのに、それが他の人の声のように聞こえてきたり、自分に話しかけられているような気がしたりします。考えを押しつけられたり、自分の考えが他の人に伝わってしまったり、自分の考えなのに他の人の考えのように感じてしまったりすることがあります。このように自分と他人との境が危うくなったときは、統合失調症を考える必要があります。

それ以外にも妄想の文脈や形によっても統合失調症らしさが判断されますが、この中のいくつかの内容は、ドイツの精神医学者のシュナイダー（１８８７～１９６７年）が一級症状として、統合失調症の診断にとても重要であると述べたものです。

精神科の医師は、幻覚や妄想があるからと言って必ず統合失調症と診断するわけでもなく、逆にそれがないからと言って統合失調症と考えないわけでもありません。同じ妄想でも、妄想の内容や表現のされ方などを十分に観察した上で診断がなされます。自分の症状や家族の症状について、できるだけ詳しく、包み隠さず医師に話すことが正しい診断につながります。

陰性症状：感情や意欲の障害の診断

陰性症状として捉えられる、感情や意欲の障害に関しては、さらに問題を複雑にします。統合失調症の患者さんは、引きこもってしまうことが多いと言われています。その引きこもりにしても、前述したような幻覚や妄想に支配されて、もしくは何らかの考えに捉われて、自分の心の中の世界に閉じこもってしまうこともありますし、意欲が減退し億劫になって自室に閉じこもってしまうこともあります。食欲に関しても、食事を嫌がり食べなくなって、どこか体の具合が悪いのではないかと考えられるようなこともあります。夜は眠れずに昼間は眠くて休んでしまい、疲れているのかなと思われることもあります。

その方のもともとの性格、原因と考えられる事件や状況、そしてそれに対する対処状況、その後の経過などを考えて、眼前の症状が統合失調症の症状であるのか、もしくは違った、例えばうつ病による症状であるのかを判断していきます。

陰性症状が主な方については、今考えていることや心配していること、実際の生活の様子などを特に詳しく主治医に話すことが必要になります。

診断基準を多角的に活用

熱心な読者の方は最近の診断基準を求めて、世界保健機関（WHO）が作成したICD‐10（国際疾病分類）や、アメリカ精神医学会が作成したDSM‐5（精神障害の診断・

診断基準を多角的に活用

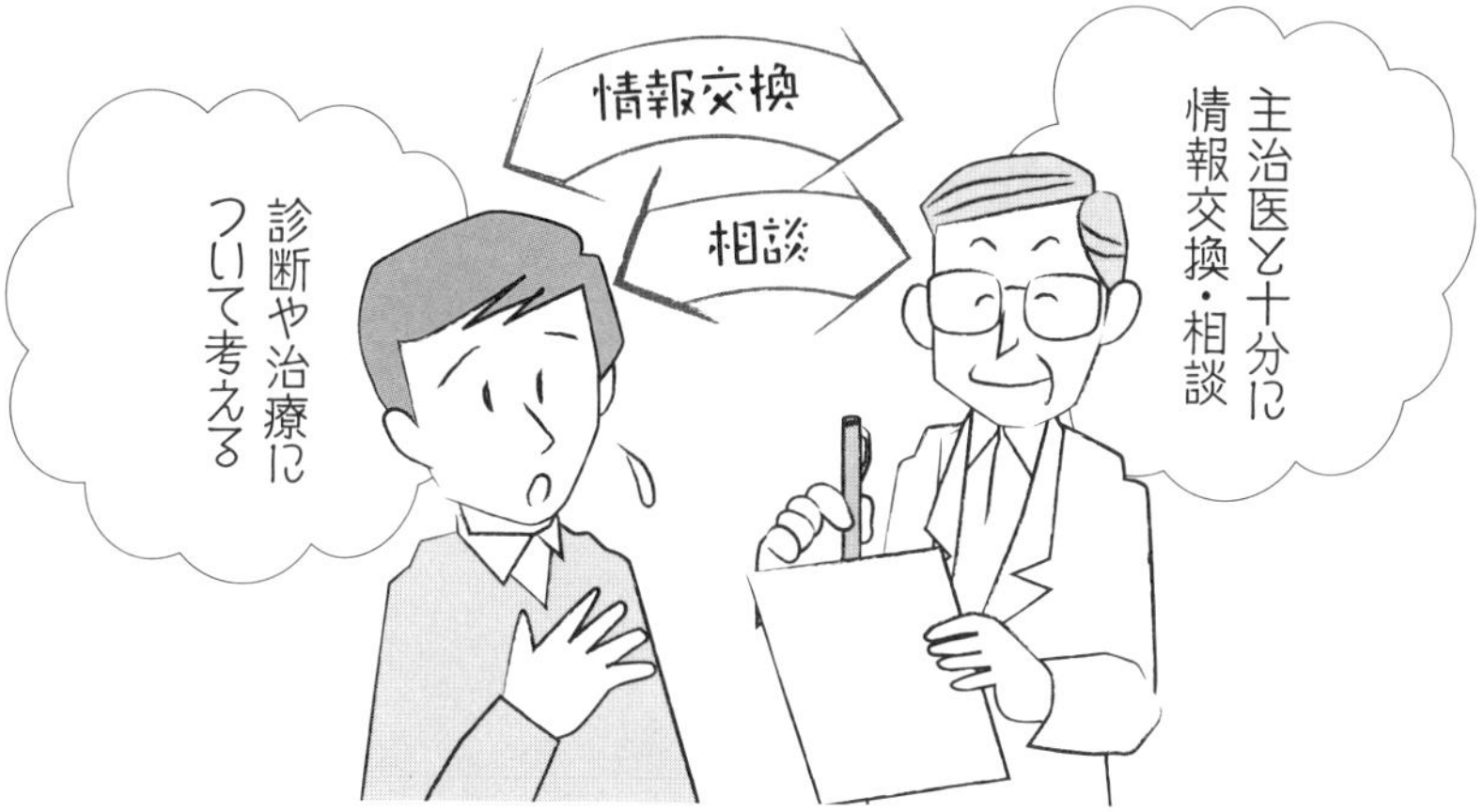
情報交換
相談
主治医と十分に情報交換・相談
診断や治療について考える

統計マニュアル第5版）などの新しい診断基準をご覧になることでしょう。病院では統合失調症と言われたのに何だか診断基準をみると違っているのではないか、うつ病にもみえるなどと考えるかもしれません。

例えばＤＳＭ‐５では、統合失調症は「①妄想、②幻覚、③まとまりのない発語、④ひどくまとまりのない、または緊張病性の行動、⑤陰性症状（すなわち感情の平板化、意欲欠如）、以上のうちの２つ、おのおのが1カ月間ほとんどいつも存在する」ということが診断基準になります。

何だか、①②はともかく③～⑤をみていると、何でも統合失調症になりそうな気がしませんか。診断基準に書いてある言葉は言葉として、それを解釈するにはやはり経験のある精神科医の力が必要です。診断基準に書いてあるものには背景となる歴史や考え方の変化があり、これまでの精神医学の歴史の中で培われてきた知識を十分に活用して診断することが必要となっているのです。妄想という言葉一つとってても、妄想であるというのには厳密な定義があります。変なことを言っているというだけでは妄想にはなりません。

自分の症状を診断基準と比較してみて、皆さんが考える診断は、主治医から告げられた診断と違っているかもしれません。その際には自分たちだけで決めてしまうのではなくて、主治医と十分に情報交換・相談して、診断や治療について考えていただくとよいかと考えます。

違う病気である可能性について

これまで統合失調症についてお話をしてきました。統合失調症は、症状や経過によって診断されるということがおわかりになったでしょうか。ところが困ったことに、統合失調症と非常によく似た経過や症状を示す病気がたくさんあります。

主治医の精神科医は、当然のことながら、最も可能性があると思われる診断を考えています。統合失調症は人口における発症率が比較的高く、幻覚や妄想を示す患者さんの大部分を占めます。このため幻覚や妄想を示す患者さんに対しては、基本的に統合失調症を考えながら治療を始めていきます。

しかしながら、その治療があまりうまくいかないときや、幻覚や妄想の状態、発症の経過、身体的な状況、一般的に行う血液検査の結果などが、よく知られている統合失調症の状況と違うときには、鑑別診断として他の病気を疑う必要性が出てきます。そのような場合には、より重篤で見落としては困ると考えられる病気を否定しなくてはなりません。

脳の病気

比較的頻度が高く、重症度の高いものが脳の病気です。脳が障害されることにより統合失調症に類似する、神経伝達物質の撹乱と似た脳神経回路の障害が起こり、症状を呈していると考えられます。そのような症状を起こす病気には、脳の腫瘍や感染症、脳血管障害などがあります。これらの病気を確認するためには、頭の画像診断を行ったり、脳脊髄液を採取して検査を行ったりします。

最近のトピックスとしては、辺縁系脳炎と言われる、様々な原因による脳の炎症が、統合失調症に類似した症状を起こすことがあると言われています。この辺りの鑑別には、ＭＲＩと言われるより詳しい画像診断や、脳脊髄液の検査で特殊な抗体を調べたりすることが必要になりますので、比較的大きな検査機器の揃った病院で検討することが必要になってきます。

甲状腺の病気、薬剤による副作用

直接的に脳が障害される病気以外にも、全身的な病気の影響として幻覚や妄想などの症状が出てくることもあります。よく経験されるものでは、甲状腺の病気があります、特に甲状腺の機能が亢進してしまっていることが多いようです。その他にも、パーキンソン病や膠原病、胃の病気などの体の病気の治療のために用いられた薬によって副作用としての幻覚・妄想が生じることがあります。

幻覚や妄想などの症状が生じている患者さんの中には、体の病気のことは関係ないだろうと考えて、当初主治医に話をしてくれないこともあります。身体的な問題も精神の症状に大きく関係するということをお忘れなく、必ず主治医に報告して相談をしてください。

薬物療法の相性について

定型抗精神病薬

精神科の薬物療法に関しては、様々な薬物があることはご存知でしょうか（付録：薬剤一覧233ページ参照）。古典的にはブチロフェノン系、フェノチアジン系といった二つの系統の薬物がよく用いられました。ブチロフェノン系の代表的な薬物はハロペリドールという薬で、フェノチアジン系の代表的な薬物はクロルプロマジンという名前の薬で、これらを総称して「定型抗精神病薬」と呼んでいます。

これらの薬は、その当時（１９５０年代）全く治療方法がなく施設に収容するしかなかった統合失調症の患者さんを、ある程度改善させることから、精神医療というものを大きく変えました。それ以前の精神医療が、診断をしたらどこかに隔離する、祈祷をする、様々なショック療法などを試みる、といった非科学的な方法が行われてきたことを考えると画期的なことです。

非定型抗精神病薬

その一方で、どのような薬にも副作用があるものですが、定型抗精神病薬では特にパーキンソン病症状の一つ、ジスキネジアと言われる不随意運動（自分の意思と関係なく、手足などが勝手に動いてしまう症状）などが出現することがあることが問題となり、新たに「非定型抗精神病薬」という薬物が開発されてきました。

定型抗精神病薬は、頭の中の神経伝達物質の撹乱のうち、統合失調症でより大きく障害を受けていると考えられるドパミン神経系を抑えるために、ドパミン神経の受容体の阻害薬という分類の薬になります。非定型の抗精神病薬は、定型抗精神病薬がドパミン神経系を抑えすぎるために引き起こしてしまうパーキンソン症候群などに対し、同時にセロトニン系の神経系を調節することで、この副作用を軽減しようというものです。１９８０～９０年代に開発・導入されてきました。

現在ではこの非定型抗精神病薬が治療の主流となっており、確かにこの薬を使うことによって副作用の出現も少なく薬を服用しやすくなり、統合失調症の患者さんたちの生活の質を大きく改善したと考えられます。それではこの非定型抗精神病薬は全く副作用がないかと言うと、そうでもありません。セロトニン神経系への影響によるのか、定型の抗精神病薬であれば抑えられたような症状の方で十分に症状が抑えられないこともあります。

非定型の抗精神病薬の最も代表的で最も効果の強いものにクロザピンという薬があります。この薬は強力な抗精神病薬で、他の薬では十分に治らなかったような、妄想や幻覚そして人格変化などを改善させる可能性があります。他の薬で効果が得られずにクロザピンを使う場合には、血液のモニタリング（血液検査を継続的に行うこと）が必ず必要とされていて大変なのですが、それさえ耐えてくれれば、劇的に症状が改善した方もいます。

しかしながら、やはりこの薬にも副作用がついて回ります。特にこの薬の副作用には白血球の減少という、人間が生きていくためには重要な血液成分の減少を伴うことがあり、先に述べたように採血など、十分な観察をしながらでなければ投与してはいけないことになっています。また、高血糖が生じてしまうことがあり、血糖のモニタリングも必須事項です。

自分と相性の良い薬をみつけよう

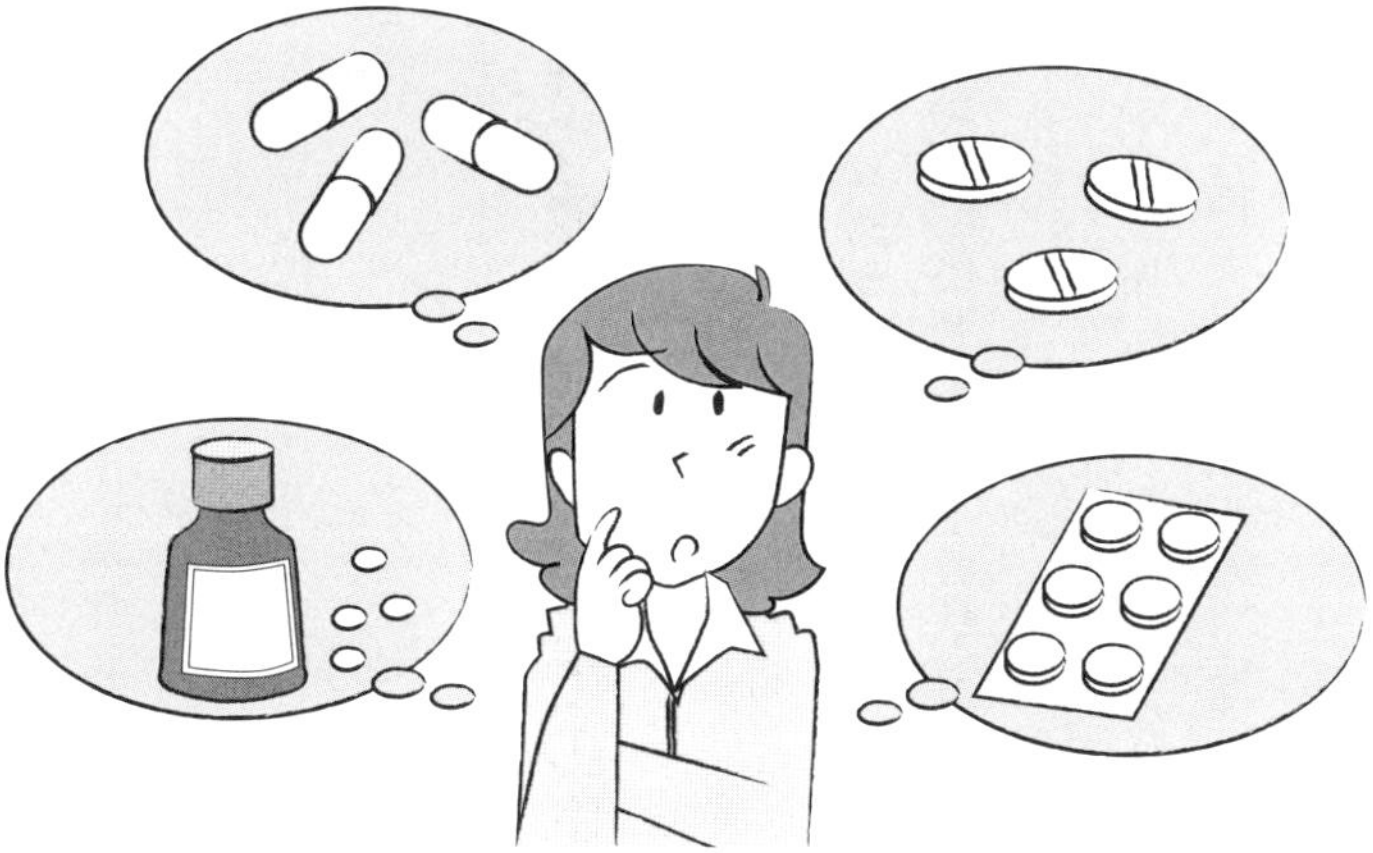

●患者さんそれぞれの病状に合う相性の良い薬剤をみつける

どの抗精神病薬を使うかにあたっても、作用の部分と副作用の部分をそれぞれの患者さんで検討しながら使用していくことが必要です。極端な話をすれば、すべての統合失調症の方に効く最善の薬がもしあれば、皆がその薬を使うはずです。そうでなく何十種類もの薬があるということは、それぞれの患者さんに対して、それぞれ必要な薬が違うということを示していると思われます。

非定型抗精神病薬を用いることによって改善して良好な結果が得られる方もいれば、非定型抗精神病薬では症状が治まりきらずに、定型の抗精神病薬を使わなければならない方もいます。統合失調症という病気が単一の単純な病気ではなく、様々な状態から成り立っている、それはすなわち様々な種類と程度の神経伝達物質の撹乱があり、その撹乱の程度がまた人によって異なっているので、それを改善するためには、その人その人に適した抗精神病薬を選んでいく必要があるということかもしれません。治療を諦めずに主治医としっかり相談をしながら薬物療法の可能性を考えていくことが大切になります。

薬物療法を受ける上でのポイント

即効性を求めすぎないように

薬物療法を受ける上で、大切な注意点があります。精神科の薬物は、風邪を引いたときに飲む鎮痛解熱薬のような即効性は基本的にはありません。薬を飲みながら徐々に症状の改善がみられていくものです。効果が出てくる過程の中では、むしろ症状が悪くみえたり、副作用が先に現れたりして、薬を飲んでも全く良くならないといった印象をもつこともあるかと思われます。通常は数週間経過して、初めて効果が確認されることも多いのです。辛い副作用を我慢し続ける必要はありませんが、中止したいと考えるのでしたら主治医に相談しましょう。

主治医には正直に

最も困るのは主治医に対して、薬を飲んでいないのに飲んでいると話してしまうことです。主治医は基本的に患者さんの言葉を信じますので、現在薬を飲んでいて症状に改善がないと認識してしまうと、さらに薬を追加したり、薬を変えたりすることを検討します。そのために結果的には、最初用いた薬がその患者さんには一番効果があり、副作用も少なかったのに、むしろ薬を変更・追加することで具合が悪くなってしまっている方が出てしまうのです。

他の病院に受診していた患者さんが相談にみえて、「気がついたら薬をたくさん盛られていた」と悪く言われる方もいますが、どうも話を聞いていると前記のような経過の中で、主治医が工夫し続けて、そのような状態になってしまっている様子があります。

単剤、多剤にこだわらず、自分に適した薬物療法をみつける

薬の作用、副作用を考える上で、少なくとも最初のうちは、できるだけ少ない種類の薬で量を調節して用いることが、その患者さんに合った薬をみつける上では最短距離になります。理想的には単剤治療が良いです。薬はそれぞれ、作用も副作用も異なってきます。このため、いくつかの薬を併用してしまうと、どの薬がどのように作用して、どのように副作用を呈しているかがわからなくなってしまいます。インターネットなどで見ると、様々

な新しい薬や治療方法が発見されて、まるで革命のようなことが起こっているように書いてあることがあります。しかしながら現実には一つ一つの薬を、着実に効果や副作用を確認しながら使っていき、最も合った薬をみつけることが大切なのです。

一方で、長い経過の中で、最初は単剤治療を試みていても、どうしても何種類かの薬物を併用しないと治まらない方もおられます。これに対して、経過や背景を考えずに「多剤併用は良くない」と決めつけてしまうと、患者さんの不利益になることがあります。どうして今の状況になったのかということを、しっかりと把握することが大切です。主治医に薬の内容と今苦しんでいる症状について伝えて、薬物療法を実りのあるものにしていただきたいものです。

その他、薬については、もう一つ注意点があります。抗精神病薬でようやく治ってきたところで、ご家族や友人に言われたからと、「漢方薬にしてください」と言われる方がいます。漢方薬には、基本的には先に述べた神経伝達物質の撹乱を終息させる力はありません。その他のサプリメントも同様です。統合失調症に有効な薬物は抗精神病薬です。一方、副作用が出てしまったり、診断に疑問があったりするときなどに補助的に漢方薬を用いることはあります。抗精神病薬を中心に、他の薬物も主治医と検討しながら上手に使っていただければと思います。

経時的な変化に気をつける

統合失調症では、再燃（ある程度治ってきた病気が再び悪化すること）を繰り返さないことがとても大切な治療となります。進行予防と言ってもよいかもしれません。

しかし、人生には様々なことがあります。人間関係の変化もあれば、住環境の変化もあるでしょう。職場や学校などの変化もあるかもしれません。このような変化は統合失調症の方の心に大きな負担となってしまいますので、影響がないかどうか見極めていくことが大切になってきます。

幻覚や妄想といった陽性症状が認められれば、誰でも統合失調症が悪化しているということに気がつくのですが、陰性症状と言われる気分の変化、引きこもり、易怒《いど》性もしくは落ち込みといった感情の変化などについては、「辛いことがあったから仕方ない」「何か思い込んでいることがあるんだろう、何か辛いことがあるのかな」などと心理的なこととして解釈してしまうことが多いと思われます。

統合失調症の方では、些細なストレスや負担が徐々に精神を蝕んでいくことが多くなります。確かに普通の方でも、ストレスによって落ち込んだりすることも多いのですが、統合失調症の方の場合には、それが長く続き、またその程度も著しくなって、そして先に述べたように神経伝達物質の撹乱状態となってしまい、再び本格的な治療が必要になってしまいます。人による差はありますが、この後に述べるような些細な症状がありましたらご注意ください。

感情の不安定さ

一つは何といっても感情の不安定さです。話しかけても何となくツンツンとしている、もしくは問いかけても答えが得られない、表情が険しくなる、このような状況があったときには統合失調症の症状が悪くなっている可能性を考えましょう。食事中に以前は何か話をしていたのに、最近は黙って、何かを考えているような気がすることもあります。

逆に些細なことを気にするようになることもありますし、妙に快活になって、周囲の方は良くなったのではと考えてしまうようなときもあります。しかし、それらが悪化の兆候である場合もあります。良くなったようにみえるときも要注意なのです。

睡眠覚醒のリズムの変化

夜眠れなくなってしまうこともよく認められます。なかなか寝つけずに夜遅くまで何かをやっている、日中はその代わりに遅くまで眠っている、このような時間的な変化、睡眠覚醒のリズムの変化が認められることがあります。これにも十分な注意が必要でしょう。

買い物、食事などの変化

ちょっと買い物に出かけてくる、これはよくあることだと思われます。ところが買い物に行く頻度が上がった、買ってくるものの量が増えてきたり、食べ物を部屋に溜め込んでしまったり。そんなことが起こってきていませんでしょうか。これも統合失調症の悪化のサインと考えてよいかと思います。食べ物について言えば、食事が摂れなくなることもありますし、食事を妙にたくさん摂るようになってしまうこともあります。

最近はタバコを吸う人も少なくなってきましたが、統合失調症の方ではタバコを吸っている方がまだ結構います。病状が悪くなると、このタバコの量が増えてくることがあります。このような方の指を見ると、タバコを持つ場所が黄色くタコのようになっていることがあります。また、タバコ自体が抗精神病薬の血中濃度に影響を与えてしまうこともありますので、さらに症状を悪くする可能性があり、注意が必要と言えます。

ここに述べたような様々な生活上の変化は些細なものですが、これらを見逃すことなく病気の状態を見守っていただきたいものです。日常生活の中で家族が気がつく些細な違い、これを見落とさず、主治医、治療スタッフに相談するようにしましょう。

生涯にわたる管理

統合失調症という病気を考える上では、時間の経過を考えることがとても重要になります。生涯にわたる管理がとても大切なのですが、それを妨げる落とし穴があり、その代表的なものが以下の二つです。

●「私は一回の治療で治った！　もう大丈夫」という落とし穴

統合失調症に関しては、幻覚や妄想などが出てきて、それに対して最近は有効な薬があり、その薬を用いることで症状が治まって、そして治っていくという想定がされます。これが一つ目の落とし穴になります。

統合失調症は一回の治療で治るというものではありません。ここまでの治療で症状がなくなり、その後は再発することなく過ごせるのではと期待しますが、薬をやめてしまったり、もしくはストレスがかかったりするなど、様々な要因によって繰り返しの症状が出てくることがあります。この繰り返しを避けるためには抗精神病薬をしっかりと予防投与しておくことが必要になりますが、この必要性を巡って主治医と患者さんとの間で大きな隔たりができることがあります。

落とし穴に気をつけて!

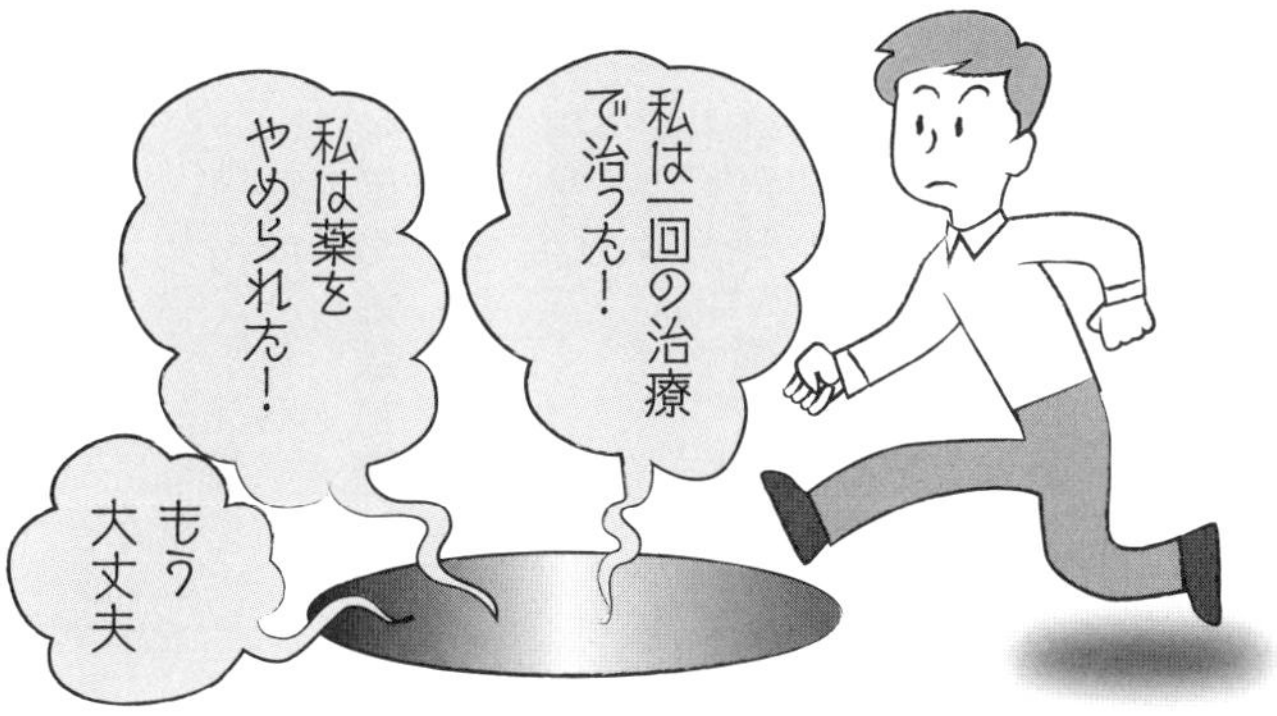
私は一回の治療で治った!
私は薬をやめられた!
もう大丈夫

症状もよくなって「何も怖いことはなくなったし、心配なことはないのでもう大丈夫です。今度は気をつけます、心配いりません、薬をやめさせてください」こんなお話を伺うことがあります。

　残念ながら「大丈夫」と言って、そのまま大丈夫だった方はなかなかいません。調子が良いと思って、今までよりむしろ元気なくらいになって、よかったよかったと考えていた、次の瞬間が問題になります。あんなに調子が良かったのに、どうしてこんなに悪くなってしまったのだろうというようなことが起こるのです。それは薬をやめた3日後であることも、10年後であることもあります。再び誰かが私に意地悪をしている、誰かが私のことを狙っているなどと、その方独特のテーマの話が始まり、そしてなお困ったことに、「私の具合は悪くない、この前治ったのだから」などと言って病院に行こうとしません。

「私は薬をやめられた！　もう大丈夫」という落とし穴

二つ目の大きな落とし穴として、薬をやめてしまったときに、症状がすぐには悪くならないことがあります。抗精神病薬は効果の出るのはゆっくりなのですが、薬をやめたとき、症状が再び現れてくるのにも時間がかかる方がいます。薬をやめてしまってから半年たってから、時には2～3年たってから急に具合が悪くなってしまって、後悔することがあります。

現在、症状が落ち着いているのは、薬を飲んでいるからかもしれないと認識することが必要です。困ったことに一度薬をやめた方では、「自分は薬をやめられた。もう治ったのだから、飲む必要はない」と信じ込んでしまう方もいます。そうなると次の治療はさらに困難なものになってしまいます。

薬に関しては、周囲の方も本人への言葉かけに注意していただきたいものです。確かに薬のせいで呂律が回らないとか、歩行がおぼつかないなど、様々な副作用が気になることがあります。これに対して「そんな薬を飲んでいるから、お前は具合が悪い」「もう治ったのだから薬はいらない」「だいたい気持ちの問題なのだ」と言って薬をやめることを勧める家族がいます。家族以外にも職場の上司や同僚などで同じようなことを言う方がいます。悪気がなくても、「薬のせいで具合が悪いのでは……」とほのめかす人もいます。

このためにせっかく治療を継続する気になっていた患者さんが、やっぱり薬はいらないと思うと言ってやめてしまうことがあるのです。そうなると症状は進んでしまいます。本人そして家族の方がしっかりと治療に対して理解し、治療を継続していく意思をもっていくことが大切です。

具合が良ければ薬物の減量や中止も可能、ただし、ゆっくりと減らしていく

統合失調症の治療では薬物療法が大きな比重を占めますが、これまで症状を起こしたことが一回きりで、比較的回復も良く、また具合の悪いときにも大きなトラブルがなかった方については、１年ほど経過をみた後で薬物療法の減量や中止を試みる場合もあります。この場合には頻繁に外来受診をしてもらい、症状を十分に観察しながら、服用している薬の３分の１から５分の１程度の少ない量を十分に時間をかけて減らしていき、様子をみていきます。決して急に薬をやめてしまってはいけません。急に薬をやめることで症状が急激に悪くなる恐れもあるからです。

幸いにして薬をやめることができたとしても、病院に急に行かなくなったりはしないようにした方がよいと思われます。治療を終結するにあたって、万が一症状が悪くなったときの対策、どのようなときが悪くなったと考えられるのか、そのときどこに連絡すればよいかなどについて、しっかり話し合っておきましょう。そして医師―患者の良い関係を保ったまま治療が終了できるのがよいと思われます。急に顔を出さなくなったり、受診の予約

を断ったりして、嫌な印象を残したまま治療を終了してしまうと、後で困ったときに相談がしづらくなってしまいます。

また、当初の症状が悪かったときに、興奮が激しかったり、拒否が激しかったり、生命に関わるようなトラブルが生じかけた方に関しては、より安全を期して薬は継続する必要があります。それぞれの患者さんについて、これまで認められた症状や経過によって考える必要があり、これについても主治医との十分な相談が必要です。

●薬物療法に加え、作業療法やデイケアも有用

ところで、薬さえ飲んでいれば大丈夫かというと、そうではありません。統合失調症の方は不安が強く、そして周囲との付き合いに気を遣うものです。そのために対人関係でのストレスが非常に大きくなっていて、どこかに出かけたり生活の環境が変わったりすることで大きく影響されて症状が悪くなることもあります。薬をしっかりと飲んで維持療法をしていたとしても、症状が悪くなることがあり得るのです。

通常このような病気の状態が繰り返されていくと、残念なことに繰り返せば繰り返すほど、生活能力や対人関係の能力など、生活に関わる能力が低下していくことが知られています。すなわち病気が進んでしまいます。それを避けるためには、薬をしっかり飲むと同時に、回復とその維持のために作業療法やデイケアも有用です。

作業療法では、作業療法士が関わりながら手芸や工作などに取り組み、時には料理を作ったりします。他の患者さんたちと協力したり話をしたりしながら、少しずつ能力を高めるように工夫していきます。作業療法の段階では、お互いに向き合わずに、横に並んで一つの作業などに集中するという、比較的ストレスがかからない状況を作ります。

デイケアでは、他の方と交流をもちながら、さらに広い範囲で活動を進めていきます。スポーツを行ったり、屋外で活動を行ったりもします。患者さんたちの中で話し合いをもってもらい、活動の内容を決めたりすることもあります。

このような作業療法やデイケアに関しては、そんなことをしなくてもよい、お金のもらえる仕事の方がよい、などと考えて敬遠する方もいます。しかしながら、統合失調症の症状の重いときを乗り越えて社会に戻っていく際に、より少ないストレスで、少しずつ人間関係の世界の中へ復帰を果たしていくには、このような取り組みも必要ではないでしょうか。

一方で、就労支援施設といって、支援員の支援のもとで本人にできる仕事をしてもらい、多少なりとも賃金を得られる制度もあります。ここまで述べてきたような社会復帰の枠組みのどこが適切か、また通える範囲に何があるのかなど、精神保健福祉士や主治医とよく相談してみてください。

悪化しやすい時期を知っておこう

精神症状の悪化が起こりやすい時期について知っておくと、役に立つかもしれません。

一つ目は、幻覚や妄想などの陽性症状が治まった後の、社会に復帰していこうとする時期です。寛解期、回復期などと言われる時期なのですが、この時期はまだ心が脆弱で些細な神経の不安によって悪化してしまいます。最近は、入院期間は短い方がいいという考え方が広まり、急性期の興奮が治まってすぐに退院になってしまう方もいますが、この退院という環境変化だけでも症状が再発してしまうことがあります。このための対策としては、退院前に十分にその後の生活について話し合ったり、外泊を繰り返したり、退院後も病院の生活から急に離れないようにデイケアには通ったりといった工夫も必要です。

その時期を乗り越えたとして、次の危機は環境の変わったときです。引っ越しをしたとき、進学をしたとき、結婚をしたとき……、そういった環境が大きく変わるときには、環境との付き合い方が苦手な統合失調症の方は症状が悪くなることがあります。前述したように、薬の中止や減量、飲み忘れもきっかけとなります。

病気は治るに越したことはありません。治ってほしいし、もともと病気でなければどんなにかありがたいことでしょう。それはわかるのですが、症状を繰り返せば繰り返すだけ、その方の人生は厳しいものになってしまいます。再発予防に気をつけて主治医との関係を築きながら、長く落ち着いた時期が過ごせるようにすることが大切と考えられます。

第4章

症状別　対処のポイント

うつ病

統合失調症の診断基準においては、最新の基準であるＤＳＭ－５でも、その内容が非常に単純で、幻覚や妄想などといった簡単な表現でその症状が示されているため、第３章で古典を説き起こしながら詳細に説明しましたが、抑うつ状態に関しては、ＤＳＭ－５の基準は詳細で理解しやすいものであることから、ここではそれをもとにみていきます。

ＤＳＭ－５では、まず、抑うつ状態を呈する障害を「抑うつ症候群（Depressive Disorders）」という大きなカテゴリーで表しています。抑うつ症候群にはさまざまなタイプが示されていますが、大別すれば「うつ病、または大うつ病性障害（Major Depressive Disorder）」と、それ以外の抑うつ障害（物質・医薬品誘発性抑うつ障害、特定不能の抑うつ障害など）ということになります。

「うつ病、または大うつ病性障害」は、いわゆる典型的なうつ病、古典的なうつ病と言われるもので、うつ病と言えば通常、このタイプを指します。アメリカの〝Major League Baseball〟の〝Major〟を「大」と訳すことは浸透していますが、ＤＳＭ－５が発表されたのは２０１３年で随分経っていても、「大うつ病性障害」という訳語はなかなか浸透せず、ほとんどの場合「うつ病」という病名が使われています。

うつ病（大うつ病性障害）の診断基準（DSM-5）

「抑うつ気分」または「興味関心の喪失」が、最も基準となる症状

診断基準の中の症状の特徴は、これまで本書で「量的な症状」として述べてきた、普段でもみられる（気分、意欲などの変動）症状の、その程度が著しくなったものと言うことができます。

まず第一に、症状の中でも、中心となる二つの症状が挙げられ、必ずそのうちのどちらかが必要ということになっています。そのうちの一つが①抑うつ気分であり、もう一つが②興味関心の喪失です。この二つの症状を基準にすることにより、患者さんのかなりの方がうつ病と見逃されることなく診断されると考えられており、とても重要な症状です。

抑うつ気分においては、文字通り、気分の落ち込みを示しており、憂鬱さや希望がないことを口にします、時には涙を流したりして悲しさを示し、そして時にはイライラして、怒りっぽさなどの易怒性《いど》を示すこともあります。

興味関心の喪失に関しては、普段であったら興味をもてるもの、楽しみにしているものに関しても興味がなくなってしまって、取り組むことができなくなるような状況を言います。朝起きても新聞を読む気になれない、好きなテレビも興味がわかない、ショッピング

が好きだったのに店に行く気にもなれない、料理が好きだったのに興味がもてない、また異性に関する興味や関心も下がっている……。このように日常生活の様々な面における興味関心の低下が認められます。

しかしながら、気分が落ち込んでいて、興味関心が落ちているだけだったらよくあることだと思いませんか。少し疲れていると、家に帰っても何もやる気がせず、何だか元気がなくて落ち込んでいるような気もします。そして何もやる気がなくなっている。このようなことはよく経験することでしょう。そのためこの診断基準では、この二つに加えて後述するほとんどすべての症状が毎日のようにあり、病前と比較してその機能の低下している状況が少なくとも2週間は継続していることを条件としています。

●9つのうち、5つ以上の症状が少なくとも2週間は継続していること

その他の症状、むしろ身体的症状とも言えるようなものを含めた症状に関して、前述の2つに加えて合計9つの基準があり、そのうちの5つ、またはそれ以上を満たすことを確認しなくてはいけません。その基準とは、

①抑うつ気分（既出）
②興味関心の喪失（既出）
③食欲の低下もしくは増加

④不眠や過眠
⑤落ち着きのなさや、体の動きが遅くなったりする状況
⑥疲れやすく気力が落ちていること
⑦価値がない（無価値感）、もしくは罪悪感をもっていること
⑧集中力の低下や決断が難しくなっていること
⑨死に関する繰り返しの考え、自殺念慮もしくは自殺企図、計画などをもつこと

ここに述べられている以外に、通常うつ病においては、時間による症状の変化、特に朝調子が悪く夕方には調子が良くなっている、といった日内変動や、汗をかきやすくなったり便秘があったりといった自律神経の症状、体の痛み、特に腰の痛みが多いようですが、そのような感覚的な症状も認められます。

微小妄想もチェック

一方で質的な症状、すなわち統合失調症における妄想のようなものも、うつ病でも認められることがあります。ただその妄想は、その気分の悪さから二次的に、つまり気分を理由として納得できるような内容が多いようです。「微小妄想」という言葉でまとめて表されるものなのですが、具体的には「貧困妄想」――つまりお金がなくなってしまう、破産してしまう、家が潰れてしまうなどの妄想や、「罪業妄想」――自分はとんでもない罪を

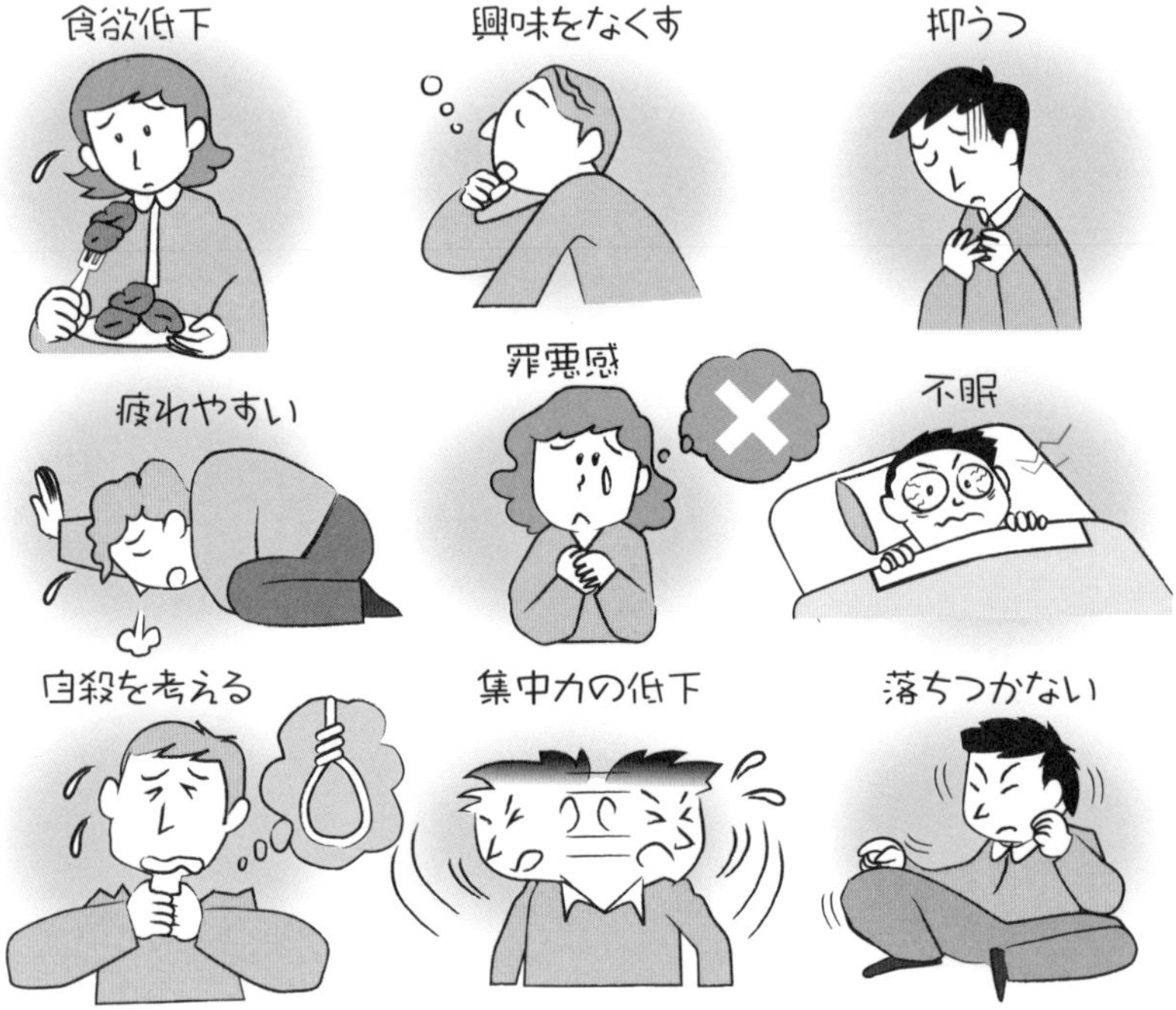
食欲低下
興味をなくす
抑うつ
疲れやすい
罪悪感
不眠
自殺を考える
集中力の低下
落ちつかない

犯してしまった、もう許されることはない、といったもの。そして「心気妄想」――自分は重篤な病気であるとかもう治らないと言ったような妄想が認められます。

DSM-5やICD-10（国際疾病分類）といった最近の診断基準では、これらの症状があるかないかによってうつ状態であるかどうかを判断していきます。そこには昔あったような（これは後述しますが）、抑うつ状態の原因や症状の理論的な背景に関することなどを問うことはありません。

コラム うつ病には一級症状はないのだろうか

シュナイダーの「生気的な抑うつ」

統合失調症においては一級症状と呼ばれるシュナイダー（1887〜1967年、ドイツの精神医学者）の唱えた有名な症状があります。これらの症状があり他の病気が否定されていれば統合失調症であると言えるのではないか、という診断的な重要性をもった症状です（93ページ参照）。

シュナイダーが同様に、うつ病においても一級症状と言えるようなものを提案していることはあまり広く知られていません。シュナイダーの提示しているうつ病の一級症状と思われる症状は、「生気的な抑うつ」です。生気的な、と言われると一体どういう意味なのだろうと、私も研修医の頃に非常に悩んでしまった覚えがあります。

これは簡単に言うと、身体的な違和感をもった抑うつ症状と言えるでしょう。頭の重さ、体の重さ、こういった身体的な症状を伴った形で抑うつ症状が出てきます。この生気的抑うつには、「身体的背景をもった抑うつ」という意味があります。心細い、寂しい感覚なのですが、何か悲しいことを考えているわけでもないのに、心の底から涙が溢れてくるような、身体的な感じがあるようです。

この生気的な抑うつから、その抑うつ気分があるが故に物事を悪く考えてしまって、様々な抑うつをテーマとした妄想が生じたりすることにもつながってくると、シュナイダーは言っています。

ビンスワンガーの「時間の障害」

ところが、このシュナイダーの説とは違った指摘をする人たちもいます。ビンスワンガー（1881〜1966年、スイス

コラム　うつ病には一級症状はないのだろうか

の精神医学者）が唱える「時間の障害」です。

　時間といっても、時計で測るような数値的な時間ではありません。うつ病を呈する人たちは、「過去に何らかの失敗をしてしまった」「取り返しのつかないことをしてしまった」というように過去の失敗を過大に評価してしまったり、また失敗でもないことを失敗と捉えてしまったりすることがあります。

　そのことを背景に将来を考えてみても、その失敗があるが故に将来もすでに定まっていて、「もう取り返しがつかない」「どうすることもできない」と非常に狭い将来しかみえなくなってしまいます。このように、過去に捉われて将来に対して目が向かなくなってしまっている状態を、うつ病の中心的な状態であるというのです。

　当時の議論では、これらの二つの考え方に関しては相互に批判する面があり、相容れないものとも考えられましたが、うつ病の中核的な症状を、「抑うつ気分に付随する症状」と、「その症状のもつ時間的意味合い」という違った方向からみているだけかもしれないと思われます。

うつ病の時代的移り変わり

これまでの人間の歴史の中で、現在のうつ病に相当するものに関しては、その表現型が様々に時代に合わせて変化してきています。また、うつ病に関する捉え方も大きく変化しているという事実があります。このため、うつ病を考えていく上では、これまでの歴史を考えていく必要があるでしょう。

まず、うつ病についての分類学的な変化について簡単に説明します。すでに第1章でも示したように、精神の障害をまとめて「メランコリー」として記載していた当時のギリシャの考え方があり、その後の暗黒時代には魔女狩りなどが行われました。しかし、実はうつ病の方は、統合失調症の方に比べてそこまで被害にあわなかったと言われています。

これに関しては、統合失調症が質的な問題が大きく、要するに幻覚や妄想といった周囲の方にとっては考えにくいものが主体で、人格の変化も伴っているのに対し、うつ病においては量的な問題、すなわち普段でもあるものの程度が著しい状態であることが大きく影響していたかもしれません。

「抑うつ症候群」と「双極性障害および関連障害群」

現在でいうう病に当たる「気分の障害」について、ある程度まとめて記載したのが精神医学の父といわれるクレペリン（1856〜1926年、ドイツの精神医学者）ということになります。クレペリンはすべての気分の障害を「躁うつ病」としてまとめました。その言葉からもわかるように、躁状態やうつ状態を示すものが躁うつ病です。

そして、その中には躁状態のみを示すもの、うつ状態のみを示すもの、躁とうつの両方を示すものの三つが示されていました。その後研究が進み、躁うつ病は抑うつ状態のみを示すうつ病とは異なっているのではないかということが示されてきており、最近の診断基準、例えばDSM-5では「抑うつ症候群」と「双極性障害および関連障害群」という二つの別々のものに分けられて記載されるようになってきました。

その中で、うつ病に関しては単純に一つのものではなく、悩みから生じているものから、まったく生物学的な病気まで、連続したものをそれぞれ分類しているのだという考え方から「ディメンション分類」といった考え方も出てきています。また、双極性障害に関しても、躁と抑うつの様々な程度、原因や誘因などから、あまりそれぞれを個別に考えずに連続して考える必要があるとする「スペクトラム」という考え方もあります。なお、双極性障害については、次の章で詳しくみていきます。

うつ病の表現型①：古典的うつ病（執着性格、メランコリー親和型性格を背景として）

この経過の中で私たちが考えなくてはいけないのは、いわゆるうつ病というものが一つのものではなく、様々な状態、様々な経過を示すものが含まれているということです。そしてその様々な経過の中には、時代的な背景も考えなくてはいけません。

日本人はもともと真面目で勤勉、几帳面で頑張り屋というものを美徳として考えてきました。この美徳を突き詰めていくと、日本では下田光造（１８８５〜１９７８年、精神医学者）により提唱された「執着性格（気質）」や、テレンバッハ（１９１４〜１９９４年、ドイツの精神医学者）の「メランコリー親和型性格」などの生き方が時代に適合した社会であったと思われます。

仕事に熱中し、集中し、そしてそれを継続するということが、明治から大正そして昭和の初期の日本では求められていました。また一方では、人と人との関係を大切にし、他人と同調するということの重要さが感じられ、他の人のために自分が存在しているというような考え方、他者のための自分といった考え方があったように思われます。

そして必然的にこのような人たちは、うまくいっているときには周囲から尊敬され、仕事も成功していくのですが、何か物事がうまくいかなかったときに、特に仕事などの本人にとって大切な比重を占める場面で、調子の悪い状態でも過度に頑張りすぎて、しがみつき、そして自分を壊してしまって体調不良をきたすということがあったのだと思われます。

精神の症状は、元来の性格的な問題と環境によって形成されていきますが、ここでお話ししているようなことは、もともと、うつになりやすい性格をもっている方がこのような社会の中でやはり逃げ道を失い、抑うつ状態を示すようになったのだと思われます。

第二次世界大戦の敗戦、そしてアメリカ流の考え方が日本に流れ込んでくることによって、日本の社会は大きく変わりました。しかし戦後しばらくは、復興のために働くことが美徳とされていました。調子が悪いなどと言って休むということは罪悪を感じるものでした。調子が悪いというよりは、むしろ元気ですと無理して笑顔を作ってしまう、そういった社会的要請があったものと思います。精神的症状を訴えずに身体的不調をきたしてしまったり、表面は笑顔でも実は重篤なうつ病であったりするという病態も認められました。うつ状態を呈していて本人は辛いのですが、表面的には笑顔をみせながら快活に、あたかも病気でないようにみせてしまうのです。

●うつ病の表現型②：現代型うつ病（私生活はほどほどできるが、社会への適応が難しい）

最近ではやっと、個人を大切にし、個人の考えが重要と考えるようになりました。しかし、行き過ぎは必ずあるもので、些細なことでも個人の考えに干渉するようなときは、ハラスメントなどといった言葉で責められるようになってきています。インターネットの普及によって匿名で自分の意見を述べることが堂々となされるようになり、そこには無責任

時代ごとに変わっていくうつ病

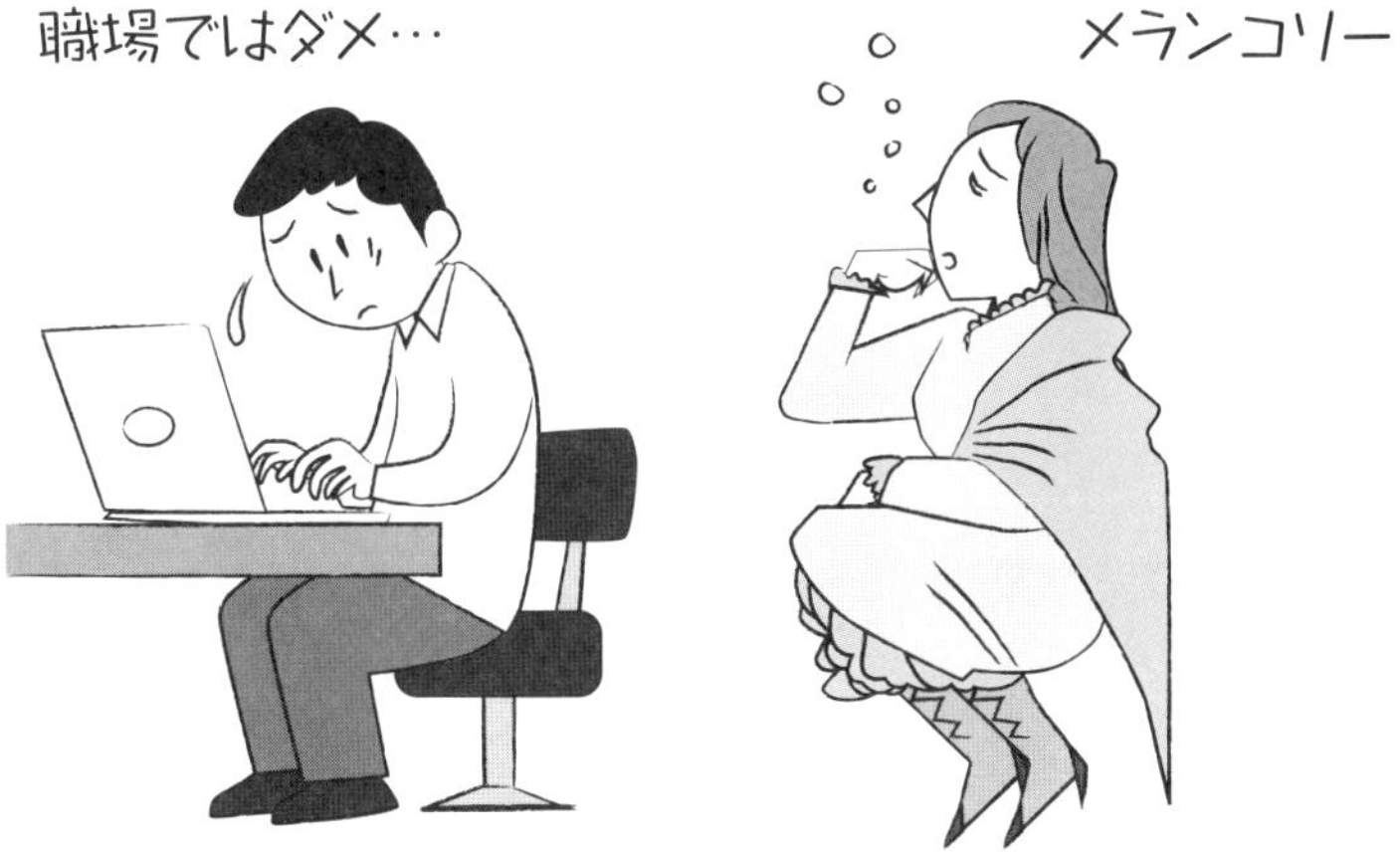

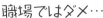

で一方的な書き込みも多くなされるようになり、個人の主張の仕方が大きく変わってきています。

このような社会変化の中で、先に示したような物事への執着そして過度の熱中、周囲への配慮により、自らの存在を危うくしていくようなうつ病のあり方から、職場や会社の中でも、むしろ自分の生活を大切にして、自分というものを主張していく時代になっていきます。そこでのうつ病の方の振る舞い方は、これまでとは異なって、職場にしがみつかず、私生活ではほどほどのことはできるが、職場に行くと仕事ができないといった状況もみられるようになってきました。

うつ病の内容も、社会に適応して変化しているということでしょうか。しかしながら、一方では、程度の差こそあれ、以前みられたようなメランコリー親和型性格や執着性格などをもっている方も多く、そのような方に関しては、やはり同様の調子の悪さが示されることもあります。私たちは時代の変化に対応するがごとく、抑うつ状態になりやすい人たちが、その表現型を変えつつあるということを忘れてはなりません。

違う病気である可能性について

統合失調症のときと同じように、うつ病においても違う病気である可能性は含まれています。気分の変動が誰にでもあるものであり、気分の上下はむしろない方がおかしいということから考えると、様々な病気や状況に付随して抑うつ状態というものが現れます。

●悪性腫瘍

「何か調子がおかしい」、これまで病気もしたことないのに、人間ドックでも問題ないと言われたのに、「これはうつではないか」と考えて精神科を訪れる方がいます。ところが、よくよく調べると体の病気であったということがあります。古典的には「警告うつ病」と言って、身体的な重篤な病気すなわち悪性腫瘍などにおいて抑うつ状態が初発の症状として認められることもあるのです。リンパ腫などの血液の病気や膵臓がんなどの表面には現れづらい病気が潜んでいることもあります。

脳の病気

脳の病気でも、様々な形で抑うつを示します。脳の血管障害、パーキンソン病やハンチントン病などの神経変性疾患などにおいても認められます。アルツハイマー型やレビー小体型などの認知症でも、初発の症状は抑うつであることがあります。また、頭の怪我をした場合でも抑つ状態が認められることもあることを知っておきましょう。

ホルモンの病気

内分泌疾患と呼ばれるホルモンの病気においても、抑うつ症状が認められることがあります。有名なものとしては、甲状腺機能低下症やクッシング病（症候群）などのステロイドホルモンの異常などが報告されています。卵巣摘除後の女性ホルモンの低下から抑うつ状態になった方で、症状が非常に激越で不安や焦燥感も強く、治療に苦労することもあります。膠原病などの全身性の免疫不全によっても、同様なことが起こることも頭に置いておく必要があります。

初診時に持病のあることを必ず伝える、服薬している薬を持参して提示する

ここまで示したように、悪性腫瘍や脳の病気、そしてホルモンの病気、神経の病気などによって抑うつ状態が起こることを認識していただき、これらの病気のあることが事前にわかっている場合には、主治医に必ず伝えるようにしていただくことが大切です。

これらの病気による抑うつ状態に関しては、普通のうつ病と違って、治療法も異なってくる可能性があるからです。このことを知らずに治療がされていると、治療への反応が悪く、難治性の難しいうつ病であるということになってしまうからです。

もう一つ気をつけていただきたいのが飲んでいる薬の影響です。驚くべきことに抗うつ薬によっても抑うつが起こります。うつ病ではない健康な方が抗うつ薬を飲むと、全身の倦怠感や気分の落ち込みを生じることがあるのです。また、抗精神病薬、気分安定薬などの精神症状を抑える薬では、気分も抑えられてしまって、抑うつ状態になることがあります。

様々なホルモンの異常を呈する病気で抑うつ状態が出てくることはお話ししましたが、同じようにホルモンによる治療も抑うつをきたすことがあります。また、免疫系に作用する薬物、例えば数年前に話題になったのが、肝炎に対して用いられたインターフェロンによる抑うつでした。

ここでもお願いしたいのは、必ず精神科の病院をかかる前に飲んでいる薬を整理して、できれば紹介状をもって、それが無理だったら「お薬手帳」を持参して受診していただく

うつ病？　統合失調症？

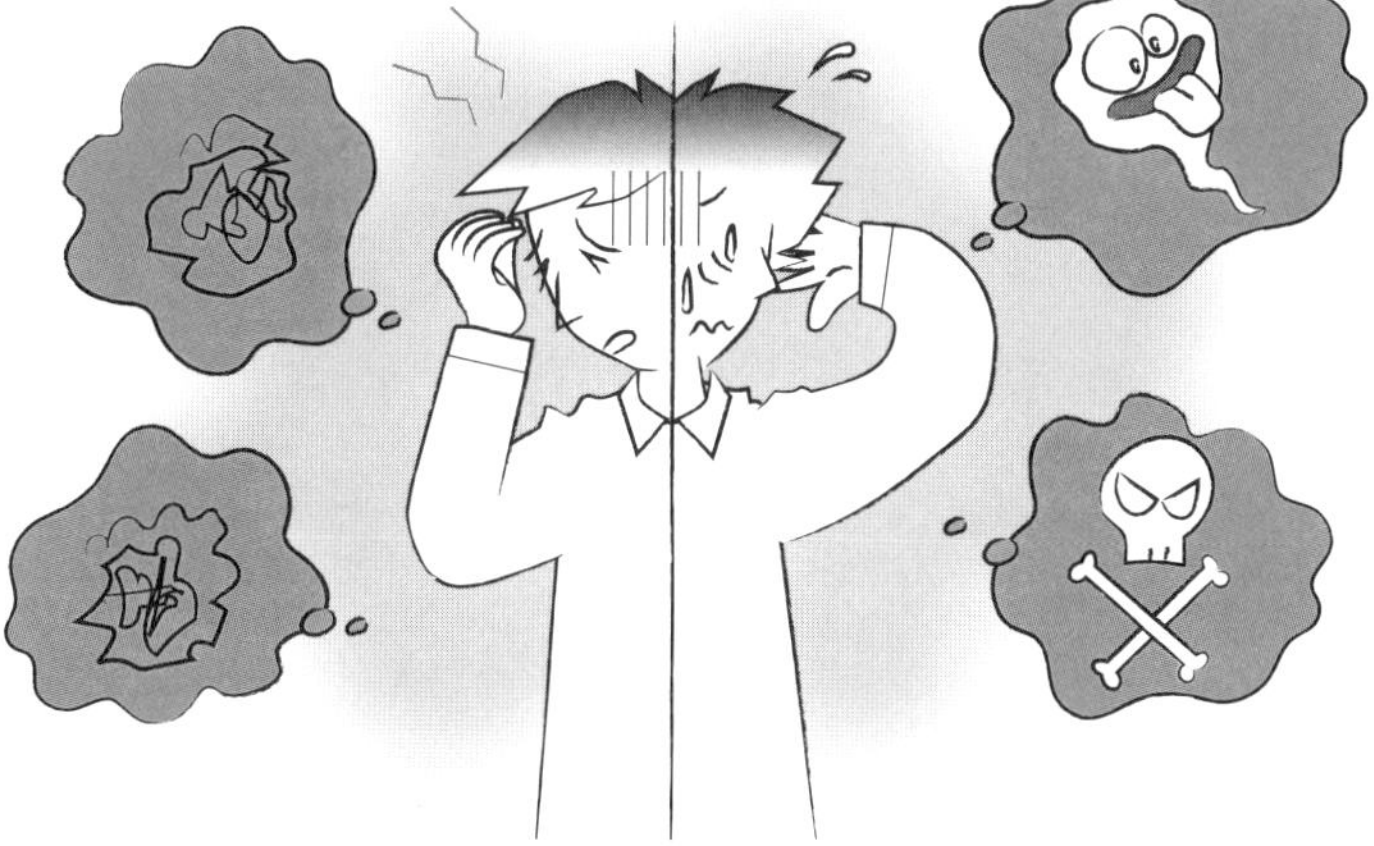

ことです。

抑うつ状態に特別な原因がある場合には、その原因に手をつけなければ抑うつ症状はなかなか治りません。

うつ病か、他の精神疾患かの鑑別も重要

体の病気や薬の影響など外からの要因による心の病気、症状の可能性について説明してきましたが、一方では他の心の病気でも、うつ病と類似の症状を呈することが頻繁に認められます。

意外なことに、よりしばしば認められるのは、全く違う病気ではないかと思われてしまうでしょうが、統合失調症なのです。統合失調症では幻覚や妄想といった症状が主体になることが多く、これについては皆さんよくご存知で、こういった症状があると統合失調症だと思われま

す。しかし、一方で意欲の低下や気力の低下、感情の鈍麻、感情の平板化などの感情面の症状が生じることもあるのです。

特に認められるのは、急性の陽性症状がおさまった頃からです。これに対しては非定型抗精神病薬を工夫して対応します。これらの感情の症状が認められる患者さんが、うつ病と診断されてしまうと、抗うつ薬を用いることで抗うつ薬の刺激作用によって幻覚や妄想がむしろ引き起こされてしまうといったことが起こります。

若い方の場合では発達障害などの影響で社会への適応が困難になり、うつ状態を呈することがあります。高齢の方の場合は、認知症の最初の症状としてうつが生じてくることもあります。

●できるだけ一人の主治医とありのままをじっくり話し合うこと

ここまで述べてきたように、抑うつ状態を呈する病気、状態そして薬物などは非常にたくさんあります。精神科医はこれらについて気をつけながら診断をし、治療を行っていくようにしているのですが、「まさかそんなことが」と思われるような背景があったり、全く別の病気を実はもっていたりといったことが、後からわかることがしばしばあります。

外来で話を聞く時間も無限には取れませんので、どうしても聞き落としが出てくることもあります。通常のうつ病の治療をしていても効果が十分に得られないとき、そこで初めて気がつくこともあるのです。最初に相談した病院で治療してみてうまくいかないからといって、他の病院に行ってしまう方もいますが、そうではなく、そこの病院でより詳しく話をして、そして背景を考えてもらって診断をつけて治療してもらうということも大切です。

抗うつ薬は本当に効くのか

平均、2～3週間で薬の効果が現れる

抗うつ薬が効くかどうかと聞かれたなら、ズバリ効きますと答えるべきでしょう（付録：薬剤一覧229ページ参照）。ただし、診断が正確にうつ病であった場合です。抗うつ薬に関しては、その効果が出るのは早くても数日、遅い場合は数カ月かかり、平均的には2～3週間程度で効果がみられるものです。

症状の改善の仕方は、少しずつ、薄皮をはぐように改善されていきます。効果が得られ始めると、イライラとして落ち着かず座っていることも困難であった状況が、少しは落ち着いて休めるようになってきます。その後、少しずつ不安感や抑うつ気分といった気持ちの面での改善が認められてきます。最終的には意欲の面で改善が認められるわけですが、これにはしばらく時間が必要かもしれません。

●いわゆる典型的なうつ病には薬の効果が非常に高い

このように抗うつ薬は効果を示すのですが、一方で効果がなかったり、むしろ副作用が主に出てしまったりすることがあります。「あれ、抗うつ薬は効くのでは」と思われるかもしれません。詳しく言えば、これまで述べてきた、いわゆる典型的なうつ病、古典的なうつ病として示してきたうつ病の方には効果が非常に高いのです。

ところが一方で、最近のうつ病、新型のうつ病と言われるものでは、なかなか効果が出にくいことがあります。また、背景に身体的な病気や発達障害などの精神的な病気、これらが潜んでいる場合も効果がなかなか得にくいと言えるでしょう。

●神経伝達物質の撹乱《かくらん》を抑える抗うつ薬が有効～SSRI、SNRI、NaSSA

治療は、精神に影響を与えている背景にある環境、および身体的病気や心理学的な問題などに対する治療と、抑うつ状態に対する治療のバランスを取りながら行っていく必要があります。抑うつ状態を呈する病気の代表であるうつ病においては、先に示した通り、もともとのうつ病になりやすい素質や性格、几帳面で真面目で、人との調和を大切にするような特性をもっている方が、仕事の負担や人間関係の負担、これらに真面目に取り組みすぎて体調を崩し、ここでも神経伝達物質の撹乱状態を呈して抑うつ状態になります。

この神経伝達物質の撹乱を抑えるには抗うつ薬が有効なのですが、統合失調症と違い、撹乱の中心がセロトニンやノルアドレナリンといった神経伝達物質です。このため、これらに作用する抗うつ薬が効果を発揮します。ＳＳＲＩ（選択的セロトニン再取り込み阻害薬）、ＳＮＲＩ（セロトニン・ノルアドレナリン再取り込み阻害薬）、ＮａＳＳＡ（ノルアドレナリン作動性・特異的セロトニン作動性抗うつ薬）と呼ばれる薬剤が数多く発売されています。

周囲の協力も大切～励まさず、回復を待つ。十分に休み、負担を減らし、余裕をもつ

一方で、薬剤のみで、今後再発もなく治るというものではありません。抑うつ状態になるということは、それまでの生き方、考え方が、本人にとっては環境に適応していくには不適切で、変更したほうがいいという、自分からのメッセージだと考えてよいのかもしれません。それは、それまでのあまりに仕事一辺倒、もしくは人間関係の調和を過度に大切に思ってきた生き方から、自分自身を大切にしたり、余裕をもって生活をしたりするように変更してくことです。

そのためには、周囲の方の協力も大切です。この周囲の方の協力というのは、症状が重いときには休養を十分に取らせ、励まさず、回復を待ってあげること。そして、回復しても、それまで几帳面で実直なその方に仕事をかなりお願いしていた面、さらに人間関係などの問題解決に対しても負担を減らしてあげましょう。これを周囲の皆さんで分かち合っ

て、負担が一人に偏らないようにしていくということが大切であると思われます。
よく聞かれることですが、患者や患者の家族に対して職場の方から「完全に治ってから出てきてください」「ゆっくりと療養してから出てきてください」などと声をかけられます。非常に理解のある職場のようにも考えられますが、実は、この言葉は考えようによっては、仕事がしっかりできなければ職場では受け入れない、と言っているようなものです。職場に期待されることは、本人のその時その時の状況に合わせた仕事の量、対人関係の質を考えていただき、その時の本人の力を5から7割程度、無理のない範囲で発揮し、仕事が継続できるように考えていただくことかと思われます。

周囲の人は負担を減らしてあげる

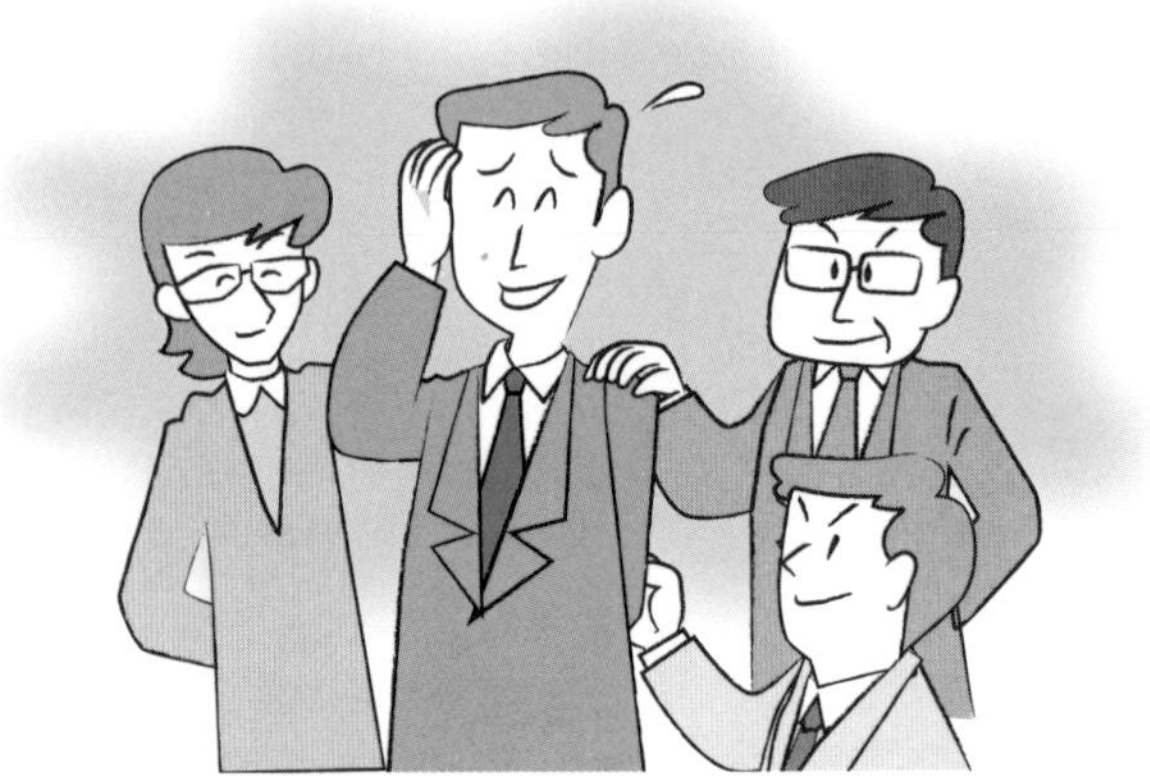

現代的なうつ病は、抗うつ薬治療＋認知行動療法などで対処

もともとの生活と環境とが関係しあってうつが生じてくるというのは同じなのですが、最近のうつ病の方の中には、現代的というのでしょうか、

仕事にしがみついたりせず、休養を早めにとる方もいます。しかし、その状況の中で落ち着いてしまって、それ以上の回復がみられないことがあります。仕事に行くことについては抑うつ状態で調子が悪いと言いながら、一方でどこかに遊びに行って楽しそうに元気に活動している。これを見ると職場の上司の人たちなどは、イライラしてしまうかもしれません。

このような場合、薬物による抗うつ治療も必要なのですが、一方では認知行動療法などの社会に適応するための訓練や考え方の練習が、大きな意味をもってくることがあります。ここでは先にお話ししたような、励まさないとか休養をとにかく早めにとるといったような対応が逆作用となって、本人が仕事へ戻りづらくなってしまうという状況も生じることがあります。

適応能力が弱い場合は、薬物療法以前に仕事量・人間関係などを調節

社会に適応する能力が弱いが故に周囲とうまくやれず、仕事に適応する能力も弱いために職場にうまく適応できず、このために抑うつ状態になってしまう方もいます。このような方は、抗うつ薬を用いることによって気分を改善することも必要かもしれませんが、それ以前に、一旦はその方の能力を超えないように仕事量を調節し、そして適応しやすいように人間関係を整理することも大切かと思われます。

ただ、過度の休養や負荷の減少は本人が周囲に適応する機会を減らしてしまうので、ご本人の様子をみながら、本人と話し合いながら仕事量などを検討していくといいでしょう。ここでも周囲の方の協力が非常に大切です。

●発達障害があるときは、抑うつ治療、発達障害治療のいずれかの優先順位を熟慮

発達障害（第8章）に関しても、その発達障害の特性から生じてくる生きづらさを、いかに周囲で受け入れてあげるかが大切になってきます。抑うつ状態を呈するのも、周囲への適応がうまくいかずに本人が悩んでしまって、ということが多いからです。この場合、抑うつ状態の治療よりも、むしろ発達障害に対する治療を優先することも必要になるでしょう。どちらを優先するかに関しては、症状の重症度と障害の重さを考え、主治医とどちらから治療していくか考える必要があると思われます。

●高齢者の場合

高齢の方の場合には、抑うつ状態を呈しているとしても、認知症や高齢であることによって適応能力が低下したために、仕事に対する負担に耐えかねてしまったりすることもあります。高齢者独特の状況が生じることもありますので、認知症や高齢の方の精神疾患の経験が豊富な精神科医に相談することが必要かと考えられます。

増強療法

抗うつ薬では十分な効果が得られないために、抗うつ薬の効果を増強するという増強療法を用いることもあります。この増強療法は、抗精神病薬を抗うつ薬に加えて用いることで抗うつ作用が強くなることがあることが知られています。例えば、ＳＳＲＩやＳＮＲＩなどの抗うつ薬に非定型抗精神病薬のアリピプラゾールを併用します。

また、気分安定薬（炭酸リチウム、ラモトリギンなど）を追加することによって増強作用があることも知られています。このような薬の組み合わせによらないと治らないうつ病の方もいますので、主治医が抗精神病薬を使いましょうと言ってもびっくりせず、その理由を確認してください。

常に主治医と相談しながら最良の治療法を選択

「うつ病なのに抗うつ薬を出してもらえない」といった不安をおもちの方はいませんでしょうか。もしくは「新しく発売された抗うつ薬を使ってもらいたい」「一緒に他の薬を使えば調子がいいと思われるのに、どうして使ってくれないのだろう」と思う人もいるかもしれません。基本的には抗うつ薬も、単剤使用、つまり一つの種類で用いることが基本となっています。そうでないと作用の確認がしづらく、また薬それぞれの特性を活かした使い方ができません。本当はその薬が一番効くのに、他の薬と組み合わせたせいで副作用が出てしまったりすることもあるのです。

繰り返しになりますが、抗うつ薬はとても効果のある薬です。適切にそして十分な量を使ってもらうことによって、効果を最大限に発揮してもらうことが必要かと思います。効果が十分に得られないときには、前述のような点を主治医と相談して、治療を少しずつでも前に進めていただきたいものです。

再発しやすいケースとは

漫然と抗うつ薬のみの治療に頼ると再発しやすい

どんな方でも気分に波をもっています。うつ病においても双極性障害（躁うつ病）においても、波を打つように症状が出てくることが知られています。いったん通常の状態に戻り、特に問題なく生活できるようになることが多いのですが、治療を中断したりすると、症状を繰り返してしまうことがあるのが、この病気の困ったところです。

一方で、この章の最初に示したような典型的なうつ病の方に関しては、その状況や環境を改善することによって考え方も改善し、再発を防ぐこともできる可能性があると考えられます。このような典型的なうつ病の方は、過度に几帳面で、仕事に傾倒しすぎていて、そのせいで症状が悪くなるという話をしてきました。逆に言えば、この辺の考えを改め、負担をかけず無理をせず、そして自分自身に余裕をもって生きていくことによって再発を防ぐことができると考えられます。このような考え方の修正や環境的な調整も行わずに、抗うつ薬が効くからといって抗うつ薬による治療のみを行っていた場合には、再発する可能性が高いと思われます。

怠薬は症状を悪くする素地を作って再発を引き起こす

うつ病はもう良くなったから、といって抗うつ薬を減らしてしまったり、やめてしまったりすることがしばしばあり、これも抗精神病薬のときと同じようにやめた瞬間には悪くならず、むしろ副作用がなくなって体が軽くなり、調子が良くなったように感じてしまうことが落とし穴になります。

「怠薬《たいやく》」という言葉を使いますが、この怠薬によって症状が悪くなる素地を作ってしまう。そしてある時、環境の変化もしくは季節の変化などの些細な変化によって抑うつ症状が再発してきてしまいます。

旧態依然の社会環境が再発を生み出す

環境が改善されないだけならまだマシかもしれません。職場の同僚や上司の中には、旧来の昭和の時代の根性主義で、抑うつ状態の方は「やる気がないからやらない」といった捉え方をしている人がいます。うつ病という病気のことを認めてくれません。このために「薬なんか飲んでいる必要はない」「休養というより、むしろ体を鍛えた方が良い」などと言ってしまうのです。会社の中でも十分なメンタルヘルス教育が必要でしょう。

●頻繁に病相を繰り返したり、躁転が現れてくる双極性障害

病気として、抑うつ状態を繰り返しやすい病気が双極性障害（躁うつ病、第5章）となります。双極性障害においては、より頻繁に病相を繰り返すことが知られています。そして抗うつ薬を用いることによって、この病相が更に頻回に現れるようになってしまうことがあります。

また、抗うつ薬の副作用としての躁転（急激に躁状態が現れること）といったことが認められ、これによって患者さんの具合が非常に悪くなってしまって困ることがあります。このために、双極性障害の方の抑うつ状態の治療に関しては、基本的には気分安定薬と言われる気分の波を抑えるような薬を主体に用いて、再発を防いでいくことも多いのです。

しかし、この双極性障害を見極めるのは並大抵のことではありません。最初は抑うつ症状で始まったのでうつ病の方に見えても、その後何年か経って、もしくは何十年も経ってから躁状態が認められ、最終的には躁うつ病とわかるような方がいらっしゃいます。

病気になる前の生活態度や病気の始まる前での気分の変調、病気と言えるほどではないにせよ、気分の波を繰り返していた、これまでの抗うつ薬での治療がうまくいってなかったという情報があれば、主治医はそれを疑うことができます。逆説的ではありますが、抗うつ薬の効果がなかなか認められないとき、双極性障害など他の病気である可能性を考えることもあります。

双極性障害については、詳しくは次の第５章をご覧ください。

新しい治療法

認知行動療法

うつ病の治療に関しては、様々な新しい治療法が提示されており、興味がもたれます。うつ病の治療はこれまで、本書でも示した典型例としてのうつ病を対象に展開したものが多かったので、抗うつ薬の治療が大事であり、また同時に励まさず休養させるといった支持的対応が大切だと言われてきました。

その後、うつ病の発症には本来の性格や状況などの因子が大切であるということが言われ、状況の調節、環境の調節などに目が向けられるようになりました。大きな転換点はベック（1921年～、アメリカの精神医学者）による「認知行動療法」の提唱でした。

認知行動療法では、うつ病になりやすい本人のこだわり、考えの傾向に焦点を当て、それを修正していくという方法がとられ、ある程度の効果を得ています。最近では、対人関係の問題に光を当てた「対人関係療法」なども行われるようになってきています。いずれの治療も人と人で行うものですから、治療者と患者の相互の信頼関係が成立することが必須となります。

●増強療法

前述したように、これまでは抗うつ薬による治療が主体であったのですが、抗精神病薬や気分安定薬を併用する「増強療法」も行われています。これによって抗うつ薬の効果が高まることが期待されます。

●修正型の電気けいれん療法

電気けいれん療法も、治りの悪いうつ病もしくは重篤なうつ病に関しては用いられてきました。最近では脳のけいれんの閾値を調べて、ぎりぎりの電気量で脳を刺激する、それも全身麻酔下で筋弛緩薬も使ってけいれんも起こさず、副作用の少ないように工夫する、といった「修正型の電気けいれん療法」が主流となってきています。

磁気刺激療法

最近、「磁気刺激療法」といった新しい治療法が開発され、これに関しては電気けいれん療法と異なり麻酔が必要なく、また副作用の可能性も少ないということから導入が進められつつあります。効果が不十分な際には電気けいれん療法が勧められますが、それでもこの安全性は代えがたいものがあるかもしれません。

電気けいれん療法や磁気刺激療法は、病気の重症度や経過、合併する疾患などによって適応が検討されます。また、一回治療すれば治る方もいるのですが、通常は繰り返しの治療が必要になることもありますので、このあたりも検討が必要です。

どの治療法が適しているか、主治医と繰り返し話し合う

これらの治療法は、施設により導入されているものといないものがあります。また、適応の問題もあり、まずは現在の主治医に相談し、適応がありそうということでしたら紹介状を書いてもらい、その治療をしている施設に受診してみてはいかがでしょうか。

ここでお伝えしなくてはならないことは、残念ながら、抑うつ状態を呈するすべての方に対して有効な、魔法のような治療法はないということです。抑うつ状態を呈する方には、その背景や症状も様々ですし、治療法もどれが適しているかは、主治医と繰り返し検討しながら治療を進める必要があります。

第5章

症状別 対処のポイント
双極性障害（躁うつ病）

躁状態と双極性障害とは

抑うつ状態と同様に、躁状態についてもＤＳＭ－５（精神障害の診断・統計マニュアル第５版、アメリカ精神医学会）に詳しい記載がありますので、これをもとに解説します。

●躁状態

躁状態に関しては、①気分の高揚、が必須の症状として挙げられています。気分が高ぶって怒りっぽくなったり、もしくは妙に快活になったりします。活動性も高まっていき、見ていると休んでいるときがありません。このような状態が、少なくとも１週間ほぼ毎日認められたときに躁状態の要件が満たされます。

そして、うつ病の診断基準と同様に、以下の７つの項目の確認が必要で、そのうち３個以上が確認されたときには躁状態と呼んでよいとされています（①＋３個以上）。それは、

②自尊心が高まって自分を大きく感じるということ
③眠らなくても活動できるという感覚
④ひたすら話し続けてしまう切迫感
⑤考えがいくつもいくつも湧いてきて、せめぎ合っている状態

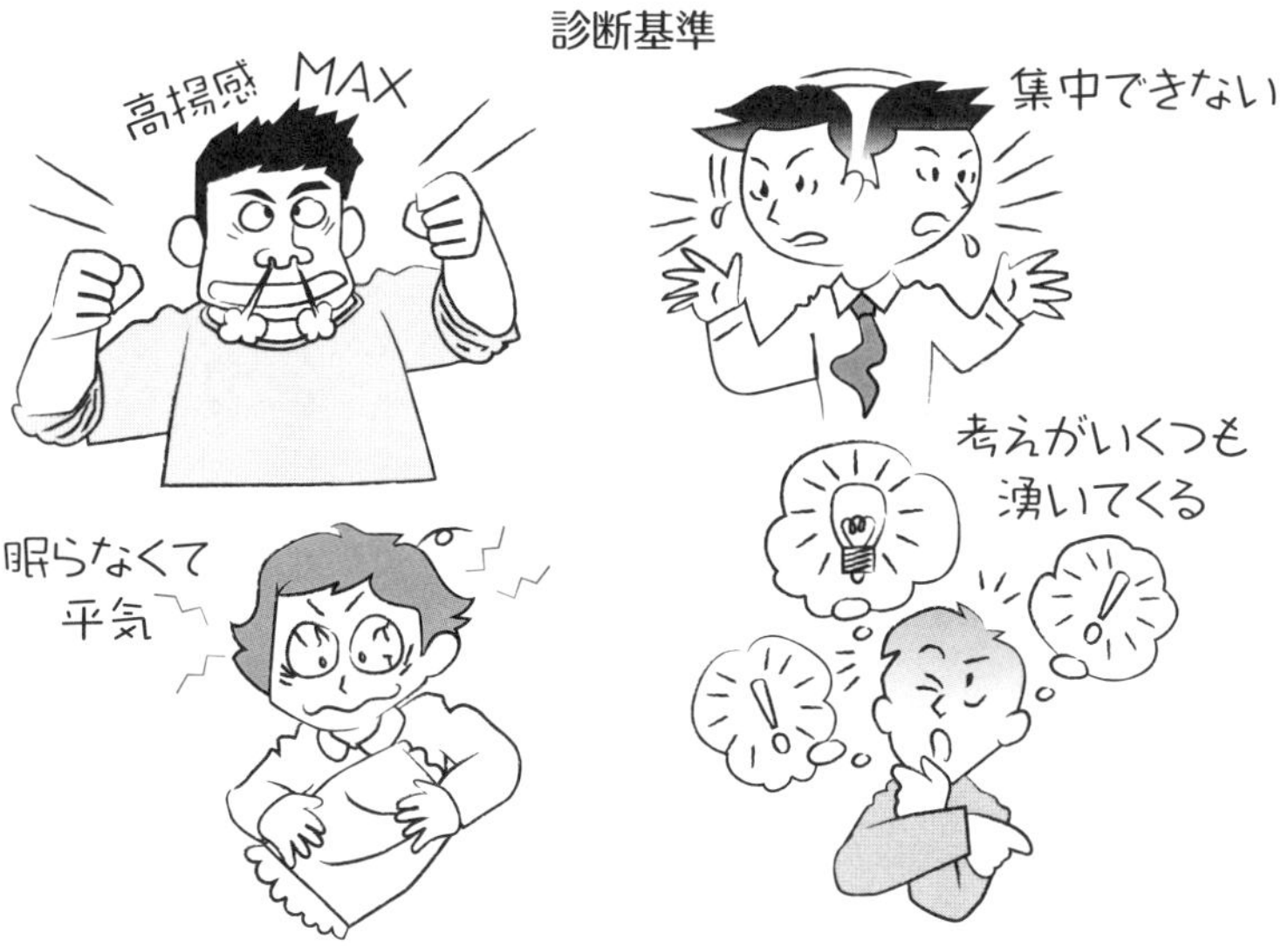
診断基準
高揚感 MAX
集中できない
考えがいくつも
湧いてくる
眠らなくて
平気

⑥一つのことに集中できず、いろいろなことに気持ちが向いてしまう

⑦何らかの希望、やりたいことがあったときに、そちらに過度に没頭してしまう

⑧周囲から見れば困った結果につながるようなことに熱中してしまう（買い物をしすぎる、非常に高価なものを買ってしまうなど）

躁状態の方では、統合失調症などの興奮とは異なって、本人なりの理解や判断ができ、質的な変化は乏しいために、周りの人もなかなか口を出せず、また感情が高ぶるために、何か口を出してもそれに対して激しく反発されることが多くなり、なかなかコントロールすることが難しい状況となってしまいます。抑うつ状

態は自分が苦しむ病気ですが、躁状態は他の人が苦しむ状態であり、本人はむしろ躁状態では気分が良く、元気に活動的に過ごしているのです。

●双極性障害（躁うつ病）

躁状態が長い間続いている方、もしくは抑うつ状態と躁状態が交互にみられる方、躁状態が間欠的にみられる方など様々な方がいますが、躁状態と抑うつ状態の両方の病相をもっている方のことを「双極性障害」と通常は呼びます。いわゆる「躁うつ病」のことです。それに対して、躁状態のみを繰り返している方は「躁病」という呼び方をしています。

この双極性障害の方については、発症の年齢が早いことや薬への反応が異なることなどから、うつ病とは別の病気として考えられるようになっています。

躁うつ病（双極性障害）の時代的な移り変わり

躁うつ病の躁に関しては、古代ギリシャ時代のマニーという言葉があたると思われますが、その当時の精神の病気がマニーとメランコリー（広く抑うつ状態をこう呼んでいました）の二つの言葉で表されていたことから考えると、このマニーという言葉は興奮した状態すべてを示していたと考えられます。

混沌とした精神病の概念を整理したのは、19世紀末のクレペリン（ドイツの医学者・精神科医、１８５６～１９２６年）でした。クレペリンは、早発性痴呆（現在の統合失調症）が長期的には人格的に欠陥を及ぼしていく病気であるのに対し、繰り返しはあるものの人格の欠陥を残さない精神疾患として躁うつ病（現在の双極性障害とうつ病）を挙げました（クレペリンの二大精神病理論）。

その後、ＤＳＭ－Ⅲに及ぶまでは、この考え方が基本となっていたと考えられますが、ＤＳＭ－Ⅲにおいて、単純なうつ病は、躁とうつの波をもつ躁うつ病とは異なっているという考えから、躁うつ病は感情障害または気分障害の一部分を占める病気として捉えられるようになっていきました。

そして近年の考え方では、躁うつ病は感情障害（気分障害）の一部分から独立して「双極性障害」という診断名に変わり、それまで言われていた躁状態と抑うつ状態を繰り返すタイプを「双極Ⅰ型障害」と呼び、Ⅰ型とほぼ同じですが、Ⅰ型と比較して躁状態が軽い状態（軽躁状態）に留まるものを「双極Ⅱ型障害」と呼ぶようになりました。ちなみに、前述のＤＳＭ－５の診断基準は双極Ⅰ型障害のものです。

双極Ⅱ型障害は、一生涯でみると、双極Ⅰ型障害に比べてエピソード（病相期：躁状態や抑うつ状態の症状が始まってから収まるまでの期間）の数が多くなる傾向があり、抑うつエピソードのほうがより長く続き、長い期間の間に機能障害をもたらす傾向があることが報告されています。その他にも、うつ病の中にも軽度の躁うつ病症状を呈するものがあるということで、また別の類型があるのではないかということも言われています。

しかしながら、このように細かく分類されていく傾向の一方で、気分の障害を再び一つで捉えようという考え方も、最近は提唱されるようになってきており、この議論に関しては今後も目が離せない面があります。

治療的には、もともとは膀胱結石の治療薬として用いられるようになっていた炭酸リチウムが、躁状態の治療に有効であることが示され、その後予防効果もあることが知られています。詳しくは後述しますが、この炭酸リチウムが日本に導入されたのは1979年であり、意外と最近のことなのでびっくりします。その他の気分安定薬のカルバマゼピンなども用いられ、さらには非定型抗精神病薬も治療に用いられることになってきましたが、現在でも第一選択薬としては炭酸リチウムが挙げられています。

認識されにくい双極性障害

双極性障害の基本は、気分の障害です。気分というのは、その明るさや持続によって問題が生じるものです。しかしながらご存知のように、気分の波というのはどのような人にもあります。起伏のない感情を示すとすれば、逆に何らかの障害をもっているかもしれません。そのような気分の波のどこまでを病的と捉えるかが課題になってきます。

●確定診断が難しい

実は精神科の外来で、気分の障害ほど医師も判断に悩むものはありません。第４章で示した、うつ病における気分の障害は、気分が落ち込み、本人の調子が悪くなるという面があり、本人の苦痛を伴うことから、主として本人が困り、病院を受診します。

ところが躁状態においては、患者さん自身はむしろ気分が良く、明るく楽しく、爽快であることがあり、また明るくないにしても、自らの調子が悪いと認めて病院に来ることは滅多にありません。よほど躁状態が激しく、買い物を激しくしてしまい破産寸前であるとか、人にものを差し上げてしまって困っている、「選挙に出る」などと今までだったら考えられないような活動性を示す、夜も寝ないで活動している……、などといったようなことがあれば、周囲の方が病院を受診させます。

しかし、そのような場合においては、本人の病気に対する理解はなかなか得られません。何よりも精神科医も、理路整然と話をし、快活で、調子が良いと訴える本人を、病気であるとは考えづらく、周囲の方々の様々な困った話を聞いて、やっとそれが躁状態であるのかと思い至るような状況です。

躁状態においてもそうなのですが、抑うつ状態においても、双極性障害の方は躁状態に対して親和性があり、自分の本来の調子の良い状況は躁状態であると感じています。したがって躁状態でないというだけでも、つまり他の人から見ると普通の状態ですが、本人は「調子が悪い」「落ち込んでいる」と繰り返し訴えてくるので、治療する側としても、本人の言葉を信じて、抑うつ状態であり、おそらくうつ病であろうと考えて、治療を始めることが多いのです。

しかし、双極性障害に対して抗うつ薬を用いたりすると、躁状態をもたらし、本人は楽になるのですが、周囲の方の困惑が著しくなってしまう状況が生じてきます。そしてやむを得ず、入院治療が必要になることさえあります。

服薬をやめてしまう

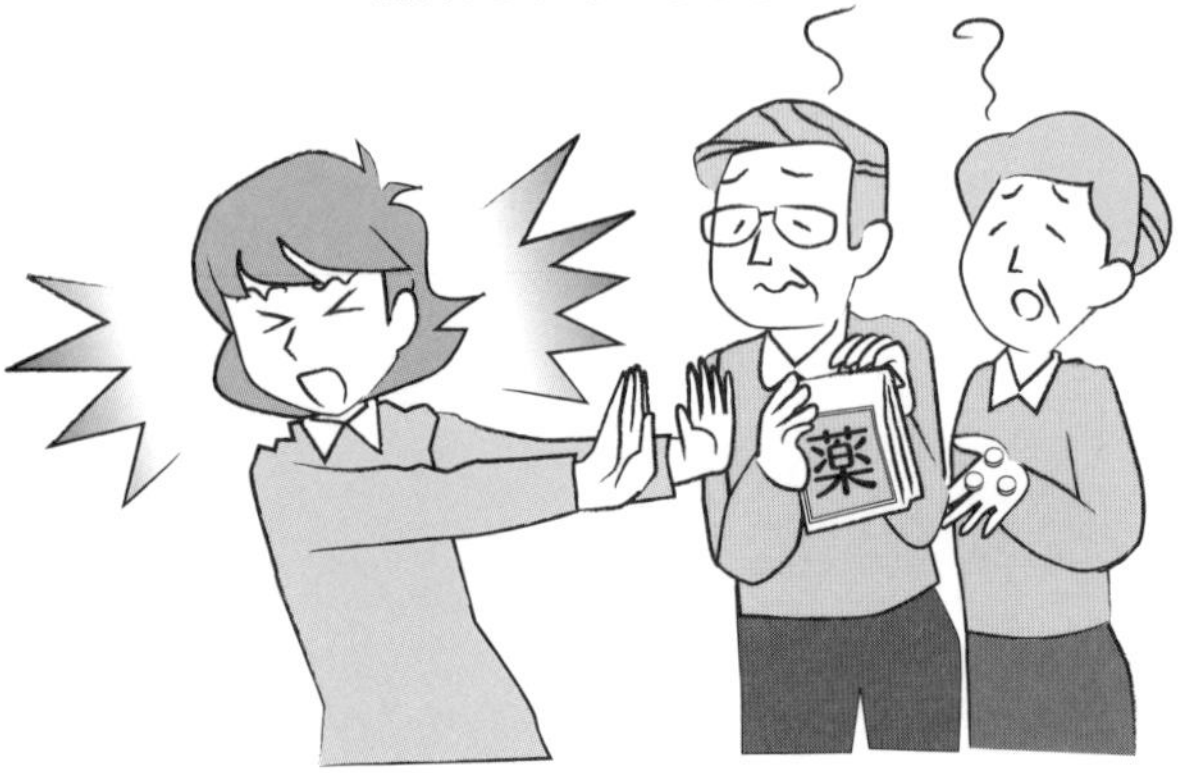

●服薬をやめてしまうことが多い

外来受診で薬を飲んでいれば、落ち着く可能性はあります。しかしながら、躁状態で本人は調子が良いと感じているため、むしろ調子を落とすための薬を飲むことに関しては、少なくとも初期の段階ではなかなか納得されません。処方されても、気がついたら薬を飲んでいないことが多くなってしまいます。服薬が維持されないこと、本人が病気の状態を理解できないこと、抑えがきかずに問題行動を起こしてしまうこと、などから入院治療がやむを得ないことが多いのです。

ただし、入院しても同じような問題があるため、病棟のスタッフは苦慮します。理路整然と、自分は入院するような必要はない、調子も良いので薬もいらない、と訴え続ける方が多いのです。

気分安定薬、抗精神病薬の使い方

基本は炭酸リチウム、バルプロ酸ナトリウムなどの気分安定薬

双極性障害の治療においては、先に述べたように気分安定薬と言われる薬が最も大切です（付録：薬剤一覧227ページ参照）。気分安定薬の代表として、炭酸リチウムという薬があります。この薬が病気の波を抑え、躁状態とともに抑うつ状態になることもある程度抑えてくれます。この薬は有効な患者さんには非常にうまく作用するのですが、残念な

がら炭酸リチウムが効果のない方もいます。また、炭酸リチウムという薬は、使用量の有効な範囲が狭いことが知られており、効果が出る薬の量と副作用の出る薬の量が近いことが問題となります。手が震える、下痢をするといった症状が認められるときには副作用の可能性も考える必要があります。

炭酸リチウムに効果がないときには、通常はバルプロ酸ナトリウムと言われる気分安定薬を用います。バルプロ酸の方が副作用は少ないというメリットがありますが、残念ながら、病相を抑える力としては炭酸リチウムが効果を及ぼしているときに比べると弱い印象があります。

基本的には、炭酸リチウムかバルプロ酸を用いながら経過をみていくのが双極性障害の治療となりますが、躁状態を示したときや、うつ状態を示したときには、気分安定薬のみでは症状が緩和されないことがあります。

●躁状態のときは非定型抗精神病薬を併用

躁状態においては、炭酸リチウムやバルプロ酸が抗躁作用ももつことから、初期からも用いられますが、残念なことに効果発現に時間がかかるために、抗精神病薬を併用することが多くなります。非定型抗精神病薬と呼ばれるタイプのリスペリドンやオランザピンがよく用いられ、また近年ではアリピプラゾールの有効性も確認されています。激しい躁状態のときには、これらの抗精神病薬を使う場合にも、初期から比較的多量に用いていくことが必要です。

うつ状態のときはＳＳＲＩ、ラモトリギン、非定型抗精神病薬などを併用

一方で、うつ状態の場合には、やはり炭酸リチウムやバルプロ酸が基本ですが、抗うつ薬のＳＳＲＩ（選択的セロトニン再取り込み阻害薬）は、躁転（急に躁状態が出現すること）のリスクが三環系抗うつ薬と比べて少ないと報告されていることから、抗うつ薬の併用が必要な場合にはＳＳＲＩを選択することが多いと思われます。近年では、ラモトリギンという気分安定薬がうつ状態に有効で、また再発予防作用があるということから用いられるようになってきました。

また、うつ状態においてもいくつかの非定型抗精神病薬が有効であることが示され、用いられています。クエチアピンやオランザピンなどを比較的少量で用いると、抗うつ効果が得られることがあります。

さらに、双極性障害の薬物療法は状態に応じて内容や量を変えなければならず、複雑な調整が必要となります。このために、定期的な受診と、症状を詳細に主治医に伝えること、家族も主治医と本人にまかせっきりにせず、特に受診に同行してその時の状態を伝えることが大切になります。

とても再発しやすい病気と言われている

双極性障害は、とても再発しやすい病気と言われています。抑うつ状態になって、それが回復して良くなったのに、しばらくすると、もしくはある同じ季節になると、抑うつ状態が出てきたりします。躁状態も同様に、繰り返されることが多いようです。

ここまでお話ししてきたように、双極性障害は、まず双極性障害と判断するところまでが大変です。また、双極性障害の治すべき点は、気分の波が繰り返されることであって、その時々の躁状態や抑うつ状態を治すことではない、ということに気がつくことが必要なのです。

自己判断で服薬をやめたり、飲み続けたりしないこと

実は抑うつ状態が繰り返されている状況は、再発しているのではありません。双極性障害の治療がうまくいっていない状態と考えた方がよいと思われます。

その時々の抑うつ状態は本人にとって辛く、早く治したいものです。このために、うつ病の治療を希望されていろいろな病院を受診するかと思います。また、躁状態になると、その活動性の高さや攻撃性などから、周囲の方々が非常に困って、躁状態が何とか治まる

ようにということで受診されます。そして、それらの症状が治まってくると、良くなってよかったと安心される、もう治ったから薬はいらないと言ってやめてしまう人もいます。

一方で、落ち込んでしまっても困るからと言って、すでに症状が良くなったにも関わらず、主治医にそれを伝えず、うつ病の薬を飲み続けようとする人がいます。このように抗うつ薬を続けていると、躁状態と抑うつ状態の波がさらに起こりやすくなってしまうことがあります。ラピッドサイクラー化（急速交代化）と言いますが、短い間隔で、躁状態とうつ状態が繰り返し起こってしまう状態です。

自己判断で服薬をやめたり、飲み続けたりしない

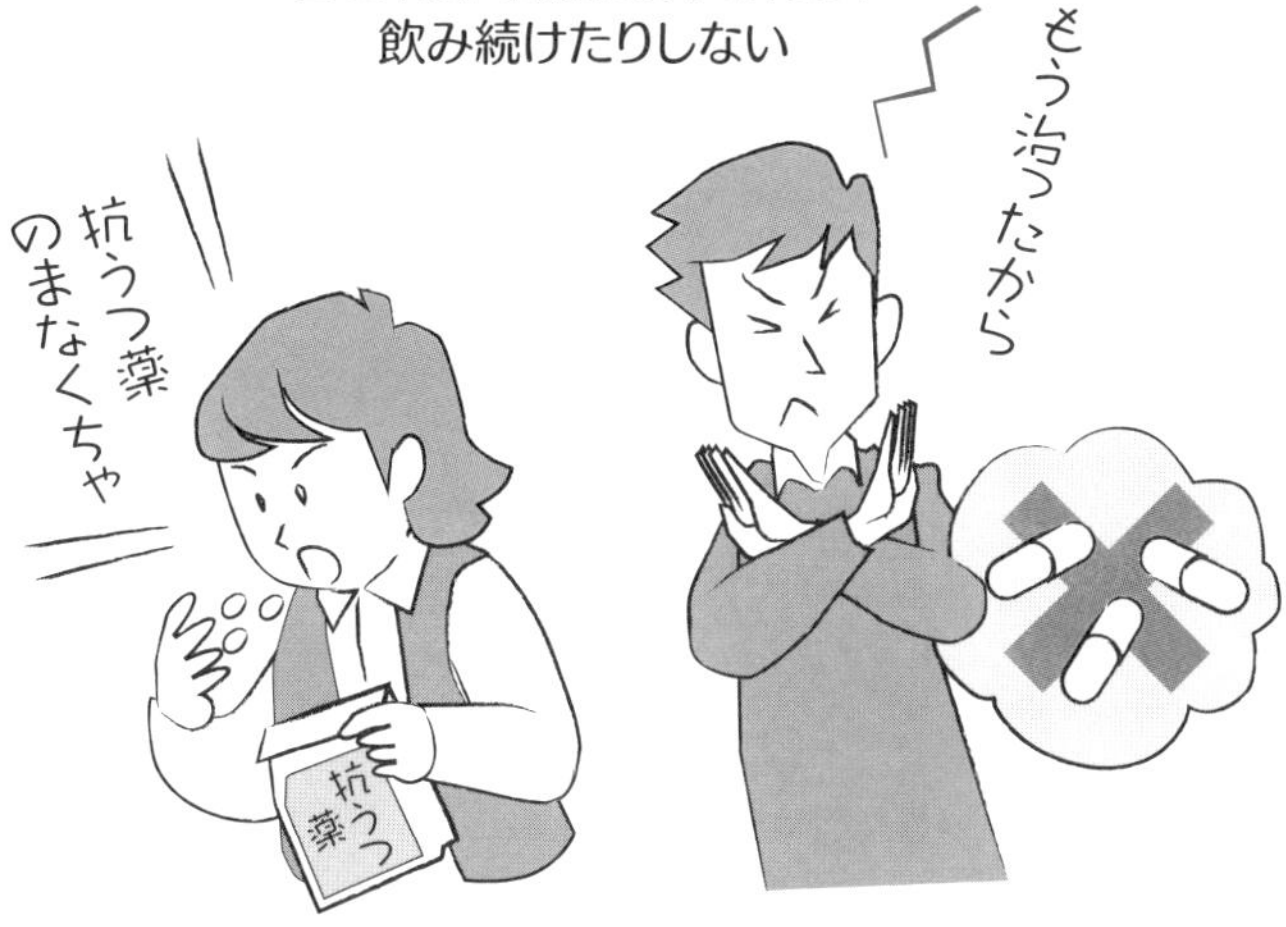
もう治ったから
抗うつ薬のまなくちゃ
抗うつ薬

アルコールに注意

再発に何らかのきっかけがある方もいます。ストレスがかかっていたり、周囲との関係が良くなかったり、水道管が凍ってし

まっただけでも、風邪をひいてしまっただけでも、病相のきっかけとなります。

意外とよくみかけるのがアルコールの影響です。お酒の量が増えてしまうと、突然、躁状態になってしまう人がいます（躁状態の誘発）。落ち込んでいるとその辛さを紛らわすためにアルコールを飲んでしまう人もいます。アルコールは、一時的に気分を楽にすることがあるかもしれませんが、それはまさに一時的で、抑うつ状態の方はより辛くなってしまうことが知られています。

治療のおおもとは気分の波の繰り返しを抑えること

双極性障害をよくするためには、まずは薬物療法として、繰り返し示したように、気分安定薬を中心とした気分を安定させる治療を主体とすることです。

その上で、症状を繰り返すきっかけとなりやすい、環境的なストレスが調整されることが必要ですし、何よりも家族や周囲の人々との人間関係が作られ、心穏やかに過ごせる状況が必要です。双極性障害が落ち着くのに必要なことは、本人のみに関することではないことを再確認してください。周囲の方が本人も含めて、より落ち着いた生活ができるような状態であることが必要なのです。

抑うつ状態で発症し、病相を繰り返し、本当の意味で安定した状態に至るまで、10年近い年月がかかることもあります。諦めずに根気よく病気と向き合っていくことが大切です。

第6章

症状別 対処のポイント
不安障害（不安症）

病的とされる不安感の特徴

不安は誰でももっています。人のもっている不安のもととなっている体験は出産時の泣き声まで遡《さかのぼ》ることができるというほど、小さい時から人は不安とともに生きてきています。不安という症状は、この本で繰り返し述べているように、質的な変化ではなくて、その強さや持続時間の量的な変化がみられるものです。したがって、治療の対象となる「病的な不安」は、「健康な不安」と比較して何らかの形で量的に異なっていると考えられます。

それでは、その健康な不安と病的な不安の境目がどこにあるのか整理してみましょう。

健康な不安

病的な不安を考える上で、まず健康な不安を考えてみます。

「健康な」という言葉から予想される通り、健康な不安からは、将来への道筋や安全の確保といった、意味のある行動が導き出されていきます。パンデミックや大地震、台風や火山の噴火など、多くの自然災害により、特に我々日本人は被害を受けてきています。これらへの不安から防災体制を整え、また生活習慣として衛生観念やそれに基づいた行動が広がり、そしてワクチンの準備や救急医療体制の整備などが行われています。個人的には、交通事故にあった人は、より気をつけるようになり、また周囲で泥棒や強盗などの被害があると、それに対する不安から戸締りをしっかり行ったりするようになります。

このように不安は、社会全体の安全や発展の基盤となり、そして個人の行動を変えていくことに役に立っています。その一方で、もともと感じていた不安は、これらの対処行動によって解消されていき、適切に対処されれば、長い間人を苦しめるようなことはないはずです。現在、目の前で起こっている事柄が適切に対処できるために必要な、エネルギー源としての不安、これが通常の健康な不安と言えるでしょう。

病的な不安

以上から考えると、病的な不安は、目の前で起こっていることの重大さと比較して、より極端に強い不安であったり、極端に長く続く不安であったりすることになります。そして何より、その不安が本来の問題を解決する方向には向かわず、不安が不安を呼んで、その人の社会生活や日常生活に支障を及ぼすようになってきたものを言います。

精神分析学を創始したフロイト（オーストリアの精神科医、1856～1939年）は、健康な不安と病的な不安について考察し、神経症的不安とは、もともと内的葛藤の産物であるリビドー（性的エネルギー）の高まりが、自らに向かって現れたものであると言っていました。

不安と神経回路

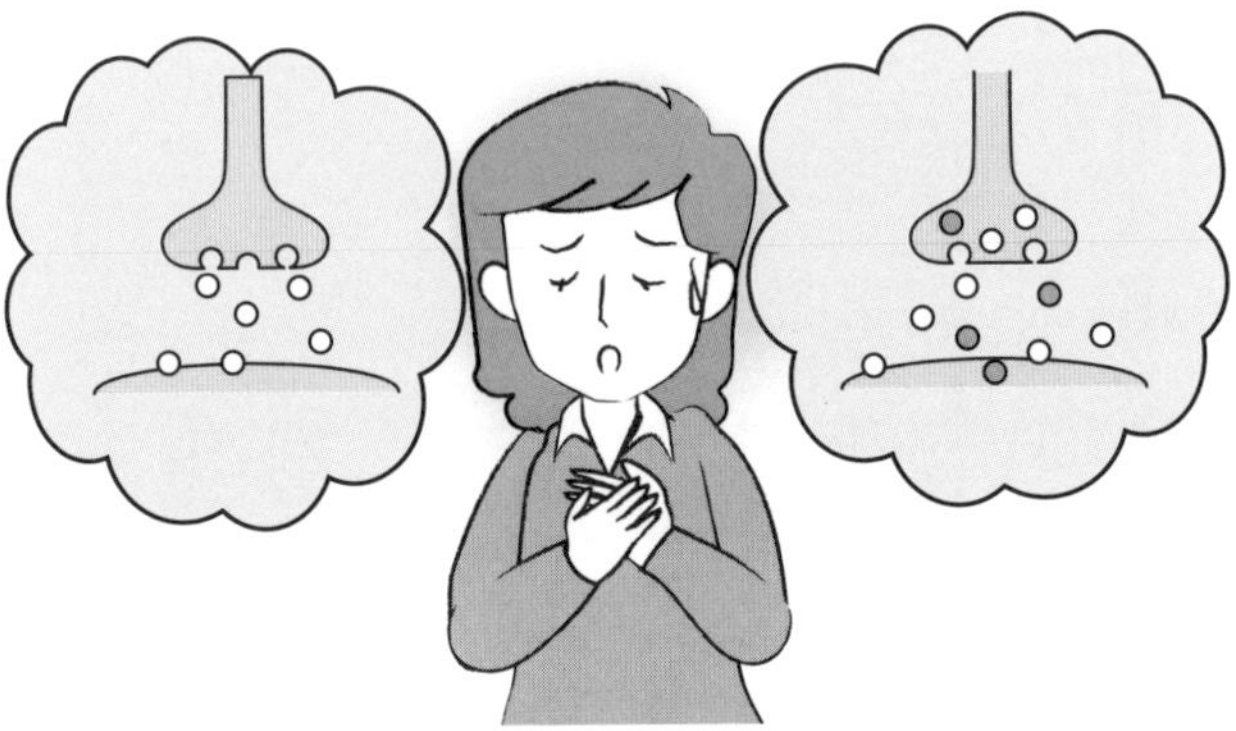

最近の脳科学の進歩により、この病的不安に関しては、脳内にある不安と関係した回路である扁桃体と前頭前皮質を中心とする神経回路に過敏性が生じ、このため些細なことで不安が沸き起こると考えられています。また、この回路から、最終的には自律神経系や神経内分泌系に影響が与えられ、このことで動悸、呼吸が苦しい、発汗、血圧上昇などの症状が生じ、行動的にも回避行動やすくみ行動などが認められると言います。

統合失調症やうつ病においては、神経伝達物質の攪乱《かくらん》が起こってしまい、精神全体に影響を及ぼしましたが、不安障害においては、脳の中のこの回路の障害が起こっているために、不安を中心とした症状が繰り返されると考えられています。

この不安の回路の安定化には、後述するように、一つにはセロトニン神経系の薬物であるSSRI（選択的セロトニン再取り込み阻害薬）、また、GABA《ギャバ》神経系を活性化するとされるベンゾジアゼピン系抗不安薬が有効であることがわかってきました。

複数の不安障害（不安症）が合併する

不安神経症、神経衰弱、心気神経症、ヒステリー、強迫神経症など

不安に関する考え方は、精神医学の歴史の中で時代とともに変化してきたものです。前項で示したように、不安神経症という考え方は、基本的には精神分析の中でフロイトが命名してきたものです。様々な葛藤から不安が生じますが、この不安がそのまま現れたものが不安神経症であったり、神経衰弱であったり、心気神経症と言われました。一方、この不安が心の中で抑えつけられ（抑圧され）、異なった形で現れたものがヒステリーや強迫神経症などと言われました。

この神経症という考え方は、1980年にDSM-Ⅲ（精神障害の診断・統計マニュアル第3版、アメリカ精神医学会）という診断基準が発表されるまでは、心因性、つまりはその人の性格的な傾向と環境によるストレスなどから生じてくる様々な疾患を含んだ包括的な考え方として、広く受け入れられていたものでした。

限局性恐怖症、社交不安症、広場恐怖症、全般不安症、パニック障害

神経症という言葉は、DSM-Ⅲにおいて廃止されました。神経症という考え方が受け

様々な不安症

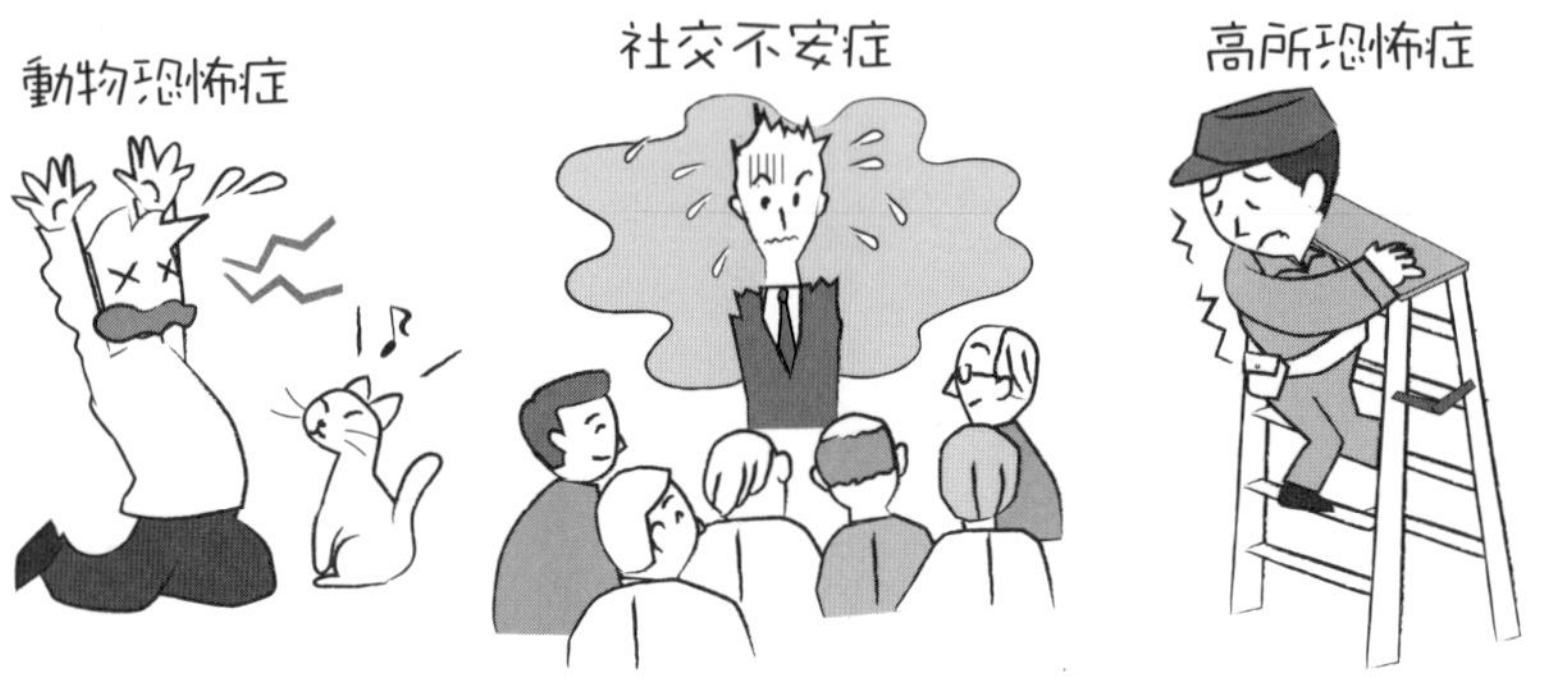

入れられなかったのは、一つにはDSM‐Ⅲにおいては病因論を排除して精神の病気を分類しようという考え方であったことがありますが、精神分析というフロイトが考案した治療方法が、一般的に、この神経症の治療として用いるにはその適用範囲も限られ、効果も限定的であることから、病因や治療方法を包括した概念である「神経症」という言葉は排除されてしまいました。

DSM‐Ⅲ以降の診断基準においては、「不安障害」（DSM‐ⅢおよびⅣ）や「不安症群（不安障害群）」（DSM‐5）と呼ばれています。このような新しい分類法の中では、不安症に関しては、その症状の範囲から、ある特定の対象に対する不安が主体である「限局性恐怖症（動物恐怖症、高所恐怖症など）」、対人関係に対する不安が主体である「社交不安症（社交恐怖）」、そして、逃げられないある特定の状況や環境に対する不安が主体である「広場恐怖症」、様々な対象に対して不安が沸き起こってしまう「全般不安症」に分類されています。これらの不安症のいずれでも認められる「パニック障害」という病態（繰り返される予期しないパニック発作に襲われる）も定義されています。

もともと不安神経症としてまとめられた病気であることからもわかるように、これらの病気は相互に移行し、症状は様々な組み合わせで現れてきます。その中でも、日常生活や社会生活に対する影響が最も強いものを取り上げて、主たる診断としていきます。不安症においては、症状の合併も稀ではありません。

不安が違った形で現れる（？）障害

古典的な解釈：強迫性・解離性・身体化障害などは皆、不安と関係した神経症

不安と関係した病気を考えるにあたって、神経症概念を考えたフロイトの説明は避けて通れないものです。不安や葛藤が抑えつけられ、それが異なった形で表出されるとされています。これが強迫症状であったり、解離症状であったり、身体症状であったりします。

強迫症状は、最もよくみられるものとしては、手洗い強迫や鍵をかけたかどうか確認し続ける確認強迫などがあり、その背景には強い不安が隠されていることが知られています。

この強迫行為はその不安から逃れるために繰り返され、強迫行為をやめようとすると強い不安が現れます。

一方で、以前はヒステリーと言われた解離症状や身体症状がありますが、これは現実の不安から意識を切り離したり、また、体の症状に置き換えてしまうことにより解消しようとするもので、不安がそのような症状に変化していると考えられてきました。

このように不安が他の形に置き換えられてしまうと、患者さん自身も、そのことにより楽になる面があることから、それらの症状は継続し、むしろ強化されていきます。心理的に考えると、強迫性障害や解離性障害、身体化障害などは皆、不安と関係した神経症という一つの病気で説明されていたことも頷けます。

●最近の脳科学の解釈：強迫性障害などは不安症とは異なった枠組みに移行

古典的にはこのように考えられてきましたが、最近の診断基準では、少なくとも強迫性障害に関しては、不安と関係した障害から外されています。最近に至るまで進められてきている脳科学の研究から、強迫性障害においては眼窩《がんか》前頭皮質から線条体そして視床へ至るループが関与すると考えられています。また治療においても、ＳＳＲＩが選択されることが多いのは同様ですが、強迫性障害においては非定型の抗精神病薬といわれる薬も用いられるようになっています。

それでは解離性障害についてはどうかというと、一つは精神的ストレスから前頭葉の認知のコントロール・遂行機能システムが内側側頭葉野の記憶システムを抑制し、記憶の想起が抑制されるという考え方。そしてもう一つは、ストレス関連の神経伝達がホルモン放出により右半球を中心とした前頭側頭葉領域のネットワーク機能を抑えるという考え方がありメす。以上のような二つの、いずれも脳内のネットワークの障害であるという考え方が提出されてきており、これらも不安症とは少し違った形となるようです。そして解離性障害に関しては、ＳＳＲＩの使用が必ずしも推奨されていません。

ここまで示してきたように、これまで不安と関係すると考えられてきた病気、不安から生ずると考えられてきた病気も、最近の脳科学の研究の中では異なった病気と考えられる可能性が示唆されています。このために、これらの病気を一様に考えることはできなくなり、それぞれの病気に対して、それぞれの治療の工夫が必要な状況になっているのです。

不安を引き起こす病気について

ここまで不安神経症とフロイトが呼んだ、不安と関係した病気についてまとめてきましたが、不安を示す病気は非常にたくさんあります。逆に言えば、ほとんどの精神の病気が不安を起こすと言ってよいかもしれません。

●うつ病

不安を引き起こす最も大きなものが、うつ病でしょう。うつ病と言えば意欲の低下や興味関心の低下に注目がいきがちですが、うつ病の人では、「自分が何もできない」「他人に負い目を感じる」ことから強く不安を抱くことがあります。これらの不安は、うつ病から生じる症状に対して、心が反応して不安を高めている状況です。

この不安に対しては、基本的にはうつ病の治療によって対処していきます。うつ病そのものの症状によって「何もできなくなっている」ことを改善することが大切で、他の人に対して負い目を感じやすいという性格傾向や、完璧に物事が行われていないといけないといった考え方などを修正していく治療（認知行動療法など）も必要になってくるでしょう。

統合失調症

統合失調症においても不安は強く起こってきます。統合失調症における不安は、当初は対象のない漠然とした、しかし非常に強い不安です。患者さんは、その不安がどこから来るのか必死で探し、そして最終的には「どこかに攻撃者がいる」もしくは「狙われている」などの解釈をしてしまい、これがいわゆる妄想として形成されていくと考えられています。

統合失調症における不安に対する治療は、統合失調症に対する治療を優先していきます。抗精神病薬を用いながら、一方で病気に対する理解を深めるための疾病教育などを行っていきます。再び不安が生じないためには、継続的な薬物療法や病気に対する備えが必要になっていきます。

発達障害、認知症など

発達障害においても、周囲とのコミュニケーションの困難さから、疎外感などが高まり、不安が生じてきます。この不安に関しては、対人関係のトレーニングやカウンセリング、薬物療法などにより支援していく必要があります。

意外かもしれませんが、認知症においても強い不安がつきまといます。これは、認知症によって周囲の状況を理解する能力が低下し、周囲の世界が自分にとって「わからないもの」になってしまうために起こってくると考えられます。その不安があるが故に、介護者

医師に自分の「不安」を吐き出すことが大切

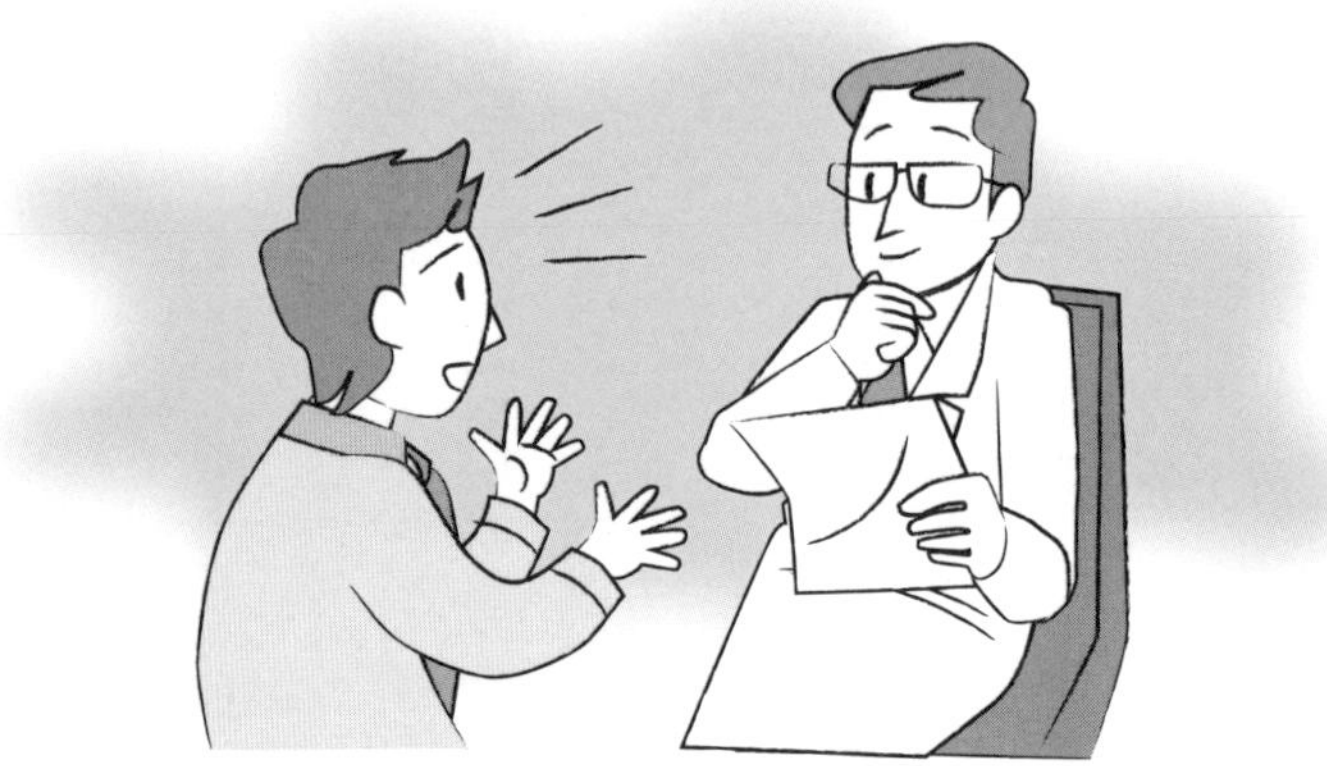

に攻撃をしてしまったり、不安がって落ち着かなかったりすることが生じてきます。認知症では、患者さんの周囲の環境を整え、より不安が少ないように工夫することで対応しますが、やむを得ない場合には薬物療法を検討していくことになります。

●医師に自分の「不安」を吐き出すことが大切

以上のように、様々な精神疾患において不安はつきものです。これらの不安に対しては、もとの病気をしっかりと理解して治療していくことが必要であり、そのためには、自分の考えていること、感じていることをしっかりと主治医に伝えていくことが必要になってくると思われます。

「この不安だけ取ってほしい」と訴えて来院する方がいますが、その不安の背景には、気持ちの落ち込み、理解力の低下、人に対する疑惑など様々な状態が存在していることがあるので、これをしっかりと医師に伝えていきましょう。

医師との話の中で、背景にある症状に初めて気がつくこともあります。そして不安という一つのことでも、様々な背景があり、それによって治療方法は全く異なってくることがあるからです。

抗不安薬の功罪

ベンゾジアゼピン系抗不安薬、セロトニン1A部分作動薬

現時点で抗不安薬として用いられているものは、ベンゾジアゼピン系受容体に対する作用をもつ薬物と、セロトニン1A受容体に対する作用をもつ薬物の二種類があります。これらの抗不安薬は、不安を落ち着かせ、併せて筋の緊張などの身体的な緊張をほぐすことから効果が認められやすく、広く用いられています（付録：薬剤一覧237ページ参照）。

ベンゾジアゼピン系抗不安薬に関しては、作用点であるベンゾジアゼピン受容体をもつ神経が脳全体に分布していることから、期待する効果のみではなく、眠気やふらつきなどの副作用も引き起こしてしまいます。さらにこの系統の薬物は、慣れが生じやすい面があり、比較的少量を必要に応じて使うのみでしたら大きな問題はないのですが、繰り返し多

量に用いてしまうと薬物に依存した状態になることがあるので注意が必要です。気持ちの面で依存しているうちは、まだ苦痛はそれほど伴いませんが、身体的な依存も伴ってくると、薬が切れると激しい不安を引き起こし、とても耐えきれないような状況になることがあります。

一方、セロトニン1A部分作動薬（現在使えるのはタンドスピロン：商品名セディール）は、ベンゾジアゼピン系に比べて抗不安作用は弱いのですが、副作用が少なく、薬物依存性もほとんど生じないのが特徴です。

●SSRI（選択的セロトニン再取り込み阻害薬）

最近、不安症などによく用いられているSSRIなどの抗うつ薬は、依存性が少なく比較的安全に使えると言われています。しかし、残念ながらこのSSRIも、決められた量を決められた時に飲んでいるうちはよいのですが、急に薬をやめてしまったりすると、離脱症状と言われる呼吸困難や不安、緊張、落ち着きのなさなどの苦しい症状が生じてしまいます。

また、この系統の薬は適応外の人、特に双極性障害（躁うつ病）のうつ状態などに安易に用いられてしまうと、躁状態を引き起こして周囲の人が大変困ってしまうことも起こります。統合失調症の方に用いられたとしても、この薬によって脳神経が活性化されてしまい、幻覚や妄想、易怒性《いど》（怒りっぽくなる）、攻撃性が激しくなってしまったりすることもあります。

いずれにしても、薬は適量（適量というのは要するに、その人にとって必要最小限の量です）を用いていくのが良いと思われます。主治医と相談して決定した量を守り、その量を用いたときの症状の変化を主治医に伝え、改善を目指しましょう。

精神療法を受けたいが……

不安に対する精神療法には様々なものがあります。不安に対する理解を深めるための「患者教育」、不安が起こることに対してさらに不安が高まる（予期不安）ため、患者さんの気持ちを支えるといった意味での「支持療法」、「リラクゼーション」を基本とした対応、段階的に不安に慣れていくといったような段階的な曝露《ばくろ》療法を含めた「認知行動療法」などがあります。海外でのガイドラインでは、ほとんどが認知行動療法を勧めています。

漠然とした不安も辛いものですが、不安障害への対応においては、まずは何よりもパニック発作が抑えられることが重要になってきます。

パニック発作の対処のしかた

不安症の方、特にパニック発作のある方に対しては、まず第一に薬物療法が選択されます。それは先に示したような、脳の神経回路の障害が生じていると想定されること、また実際、効果の発現が早く、患者さんの不安を和らげられることが挙げられます。

いったん薬物により症状を軽減しておいて、そこで認知行動療法のような対処行動のトレーニングを行っていきます。患者さんによっては、薬物療法のみで症状が改善し、精神療法を行わなくても日常生活への復帰ができ、その後の生活に特に支障のない方もいます。

一方で、パニック発作の背景に様々なストレスや不安を抱えており、そのために不安が継続してしまう方もいます。そのような方では、不安に対する対処のトレーニングとしての曝露療法、そして背景の不安をコントロールするといった意味で、認知行動療法や環境への介入によって改善を目指していく必要があるのです。

主治医との信頼関係を醸成すること

このように様々な治療法がありますが、ここまで示したように患者さんが不安になる背景には様々な問題があり、また、それが人によって異なっています。それぞれの不安への対処は画一的にはいきません。不安に対する定型的な認知行動療法というものがありますが、それをやればすべて治るかと言えば、そうとも限らないということを認識していただくことが必要です。

ここでも主治医との信頼関係の醸成が最も重要なことになってきます。主治医が自分のことを理解してくれているという安心感、そして実際に患者さんのことを広範囲に理解した上で治療法を組み立ててもらうと、治療もうまくいきます。

逆に、お互いに不信感をもっていたり、恥ずかしさなどのために、．必要な情報が主治医に伝えられていなかったりする状況では、治療は長引いてしまいます。不安の背景となる生活上の問題点、環境的な問題点については、なかなか口に出すのも辛く、相手がどう思うだろうと思って言いづらいことがあります。最初から無理をしてすべてを話す必要もありません。主治医との信頼関係の上で、「この先生になら話せる」「相談してみようか」と思えたときに話してください。

本人が話せないからと言って、付き添いの方が一方的に、症状のことや希望する治療などをまくしたてることがあります。治療は本人と主治医がするものですので、あまり横から口をはさみすぎると、かえって主治医と患者の関係成立を妨げたり、本人の自主性を抑えてしまったり、自信をなくさせてしまいます。周囲の方は、本人を見守ることを中心に関わっていただければと願います。

第7章

症状別 対処のポイント

摂食障害

神経性やせ症、神経性過食症などの特徴

神経性やせ症、神経性過食症などは、最近の診断基準であるＤＳＭ－５（精神障害の診断・統計マニュアル第5版、アメリカ精神医学会）では、「食行動障害および摂食障害群」という分類の中に含まれています。この分類には、食事に関する、食べる量の問題や、食べる内容の問題、食べるときの行動の問題（反芻《はんすう》など）が含まれています。この中でも最も多く認められるのが神経性やせ症ですが、以前は神経性無食欲症や神経性食思不振症という病名で表現されていました。

●神経性やせ症

神経性やせ症は、青年期の未婚の女性や若い成人の女性に多く認められますが、40代や50代の女性、男性にも認められることもあります。

神経性やせ症はいわゆる拒食症のことで、基本的には食事を摂ろうとせず、痩せることを願って標準体重以下にまで体重を減らしてしまいます。痩せてくると通常は、お腹が空いて食事を摂りたくなるのですが、空腹を訴えることがあまりありません。また、体重が減り、体力が落ちてくると、活気がなくなり意欲も落ちてくるものですが、この病気の方

ではむしろ活動的で、「痩せていると調子が良い」と言います。痩せていて骨が見えている状態で、時には産毛が生えたりして、見た目を気にするかと思うのですが、むしろ露出度の高い服を着て、周囲に痩せていることを誇っているようにも見えます。

ＤＳＭ－５の診断基準においても、正常の下限を下回る体重であること、体重の増加を妨げる行動があること、自分の体重や体型が他の人と異なっていることに関して問題を感じないこと、が挙げられています。

この病気の特徴は、これまでに示したように、自らは全く問題を感じることがなく、病院を受診することも、今の状態を改善しようとすることもないことにあります。このため治療にあたっては、周囲の方々の関わり方が非常に大切になってきます。

神経性過食症

神経性過食症では、他の人たちが食べる以上の量、明らかに多くの量を食べます。その間は食べることを自分で抑えることができません。しかし、体重が増えることは嫌がり、食べたものを吐いてしまったり、下剤を使ったり、その他の薬物を様々に使って痩せようとします。

この状態は、過食の欲求が強く、本人も困っているのですが、自分で抑えることができず、その一方で痩せていたいことから、このような行動に移ってしまいます。本人が困っているのは過食の衝動ですが、その背景には痩せていたいという、やせ症と同じような心の傾向があり、当初はやせ症であった方が、痩せてしまったが故に過食の衝動が生じてしまった方もいます。一方、最初から過食の衝動が高まってしまって困っている方や、気晴らしに食べてしまう方もいます。

摂食障害の原因〜家庭環境や養育環境の問題が大きく影響

摂食障害を呈する患者さんの中には、自分は食事を摂ることに抵抗し、食べようとしないのですが、その一方で自ら料理やケーキを作るなどの行動をとり、出来上がったものを家族に無理やり食べさせるといった不思議な行動をとる方もいます。おそらくこれも食に関するこだわりの一つの症状ではあるのでしょうが、家族もなかなか大変な状況になるようです。

これらの食事に関する病気は、これまでの章で挙げられてきた精神病や不安に関する病気のような、脳の中の科学的事情は明らかとなっていません。むしろ様々な状態の方が、何らかの形で痩せていくことにより、食事に関するこだわりがより強くなってしまう、という連鎖があると考えられます。そしてその背景となる状態には、もともとの性格の特徴やストレス負荷が考えられ、このストレスには家庭環境の問題や養育環境の問題などが大きく影響していると考えられます。

摂食障害の見通し

この食事に関する障害は、その重症度が、人によって大きく異なっていることが知られており、最重度の場合は、治療に乗せることも困難で、極端な痩せによって生命の危機に至ることもあります。比較的若く軽症な方では、外来治療で日常生活上の注意や環境の調整を行うだけでも良くなる方もいます。

摂食障害の患者さんのその後についての調査もありますが、これらはおおよそ3～5年の経過を追っているものが多いようです。これらを概観すると、ほぼ回復した方が3～5割程度、一部回復した・部分的に回復をした方が1～2割程度、残りは不良な転帰をとっています。不良の中でも死亡した方が0～3割、平均的には0・5割程度あるということも忘れてはなりません。食べることを拒否したりすることが主な症状ではあるものの、そのために命に関わるケースも、ある程度は認められるということです。

摂食障害

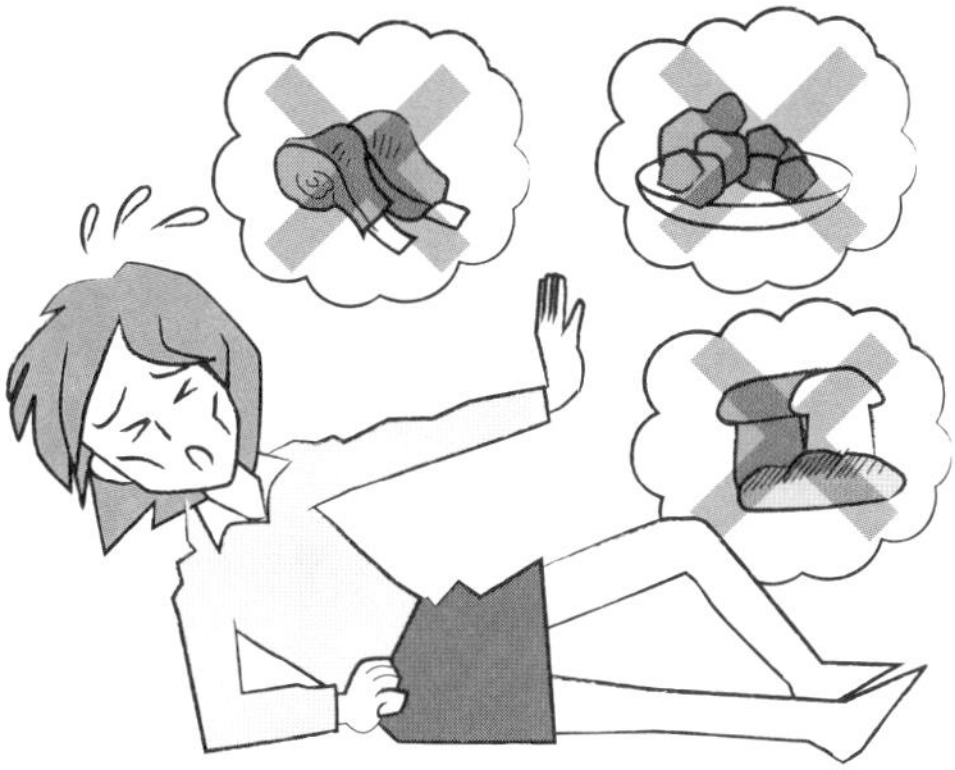

もともと治すのが難しい？

治療を難しくしている〝現代〟

今日《こんにち》、食べることに関する興味については絶えることはありません。友だちが二人集まれば、その日のランチは何処にしようとか、夕食はどこかに食べに行こうとか、昨日行ったお店が美味しかったとか、どこどこのお店に売っている食材が美味しいなど、食事の話に花が咲くことが多いでしょう。

その一方で、体型に関する欲求や願望も大きいようです。テレビに出てくる女優たちは、ほぼ全員が標準よりもスリムな体型をしています。そして男性もそれをもてはやしています。このような世の中において、食べ物や体型に興味をもたずに生きていくことはむしろ珍しいと言えるでしょう。それに加えて、前に示したような、自分のとても痩せている姿をむしろ美しいと思い、そしてその体を誇りにするというようなやせ症の特徴から考えてみると、治療が困難なことは頷けると思います。

治療法①：行動療法

治療の困難な方に関しては、基本的には入院での治療を行うこととなります。入院での治療では、行動療法といわれる方法を用いていきます。本人の意思のみでは回復が困難な面があることから、本人の望むもの、本人の期待しているものを、行動の動機づけとして用い、治療を行っていくのです。通常は、これは行動の自由であったり、面会であったり、そして外出・外泊であったりします。

具体的には、最初の段階では部屋から出ることを禁止し、電話の回数や時間、面会相手も制限します。三回の食事をきちんと摂るように指導し、逆に間食は禁止します。

次の段階になると、自室から出られるようになり、手紙を書いたり、電話もある程度自由にすることもできるようになります。面会時間も増え、外出も可能になっていきます。場合によっては、面会できる人も増やしていきます。

これらの段階は、標準体重から目標体重を割り出して、本人と相談をしながら、段階ごとの目標体重を決めて、設定していきます。このように段階を踏みながら身体的回復を目指し、退院に向けての準備をしていきます。

この行動療法の中では、単純に体重を増やすだけが目標ではなく、その関わりの中で、本人が摂食障害という手段によって自分を守らなければならなかった困難な状況に対して光を当て、そこへの修正を図っていくことも大切です。それは親子間の問題であったり、兄弟間の問題であったり、時には両親の不仲を摂食障害によって支えていた、という事例もあります。それぞれの患者さんによって背景は異なっているので、行動療法で体重が戻ったにせよ、根本的問題の解決が図られなければ、退院して家に戻れば同じ問題が生じてしまうのです。

●治療法②：体重測定、血液検査、電解質検査などで常に全身状態を把握

こういった行動療法を行うことで治るケースはよいのですが、これに抵抗するケースもしばしば認められます。「体重がある程度になったら点滴をやめましょう」、「家族と面会できるようにしましょう」などと言いますと、それに対して、体重測定の直前に水を飲んでみたり、下着や靴下の中に本を挟んでみたりなど様々な方法で体重をごまかすことを考えていきます。このような患者さんに対しては、体重のみを指標とするのではなくて血液検査のデータなども合わせて判断していくことを伝えることが必要になってきます。

一方で、治療が始まって食事を摂り始めたとしても、あまり急激に食事が摂り始められると、再栄養症候群と呼ばれる電解質の異常や体の水分の貯留、肝臓の機能の低下などが認められることがあります。このため、身体的機能をみながら慎重な栄養開始が求められるのです。

●治療法③：患者と主治医との長い協同作業

そして何より、主治医と患者さんとの人間関係の成立が重要です。先ほどのような行動

療法のみをやっていると、治療者はただ単に制限をしているだけの管理者になってしまい、患者さんと会っても話をする内容は、ただ単に体重が増えた・減った、そして行動を自由にする・しないといった条件面での闘争のみになってしまうことが多いのです。主治医との関係の中で、体重のみにこだわるのではなく、その他の世界をみていくことが大切であるということ、人として成長していくことを促していくことが必要になっていきます。

本当に患者さんが治ったと感じられる時、それは、主治医のみならず家族や周囲の人たち、友人やその他の人たちとの関係を取り戻し、社会の中で生きがいをみつけ、自分の生きていく道がみつかった時となります。ここに至るまで、患者さんと主治医との長い協同作業が続いていくのです。この本当に治った段階に至るまでには、数年から長い場合には数十年といった年月が必要なこともあります。それだけ、この摂食障害に対する治療は困難で時間のかかるものですが、いつか治ると信じて皆で治療を続けることが重要になってくるのです。

非常に対処に困惑する時があります。それは、摂食障害の患者さんが頻回に行ってしまう万引きについてです。このことに関しては過度に保護的にならず、といって、一方で本人が犯罪者としてレッテルを貼られることがないように気をつけていくことが必要でしょう。現場では万引きをすれば捕まえられて、そして警察に突き出されてしまう、というやむを得ない結果は、本人にとって必要な経験かもしれないのです。

●治療法④：摂食障害における薬物療法の現状

摂食障害に対する薬物療法については、対症療法的な対応が主になります。過食の衝動が激しく、または合併症として強迫的な行為を伴っている場合は、ＳＳＲＩ（選択的セロトニン再取り込み阻害薬）が用いられることがあります。衝動性や攻撃性もしくは激しいこだわり、強い不安感などにより行動のコントロールが難しい場合には、非定型抗精神病薬を用いることもあります（付録：薬剤一覧２２９・２３１ページ参照）。

自らの何らかの苦境を乗り切るための手段として「摂食障害」が用いられていることが多いため、逆に言えば摂食障害から回復するということは、その現実に向かわねばならず、そこに苦痛が伴ってしまうため、薬物の力を借りて苦痛を軽減する必要も出てきます。胃の不快に対しては腸の蠕動《ぜんどう》の調整薬を、便秘に対しては緩下薬を、不眠に対しては睡眠を促す薬を用いていきます。

原因を取り除くことができるか

摂食障害の患者さんとお付き合いしていると、少しずつその方のもっている問題がみえてくることがあります。

典型的なケースでは、それのどこが問題なのかと思われるかもしれませんが、それまで全く親に歯向かったこともなく、勉強もできて、習い事なども しっかりして、いわゆる「いい子」だった子が多いということです。「反抗期は?」と聞くと、「そんなことは一切ありませんでした」と誇らしげに親はおっしゃいます。そのような家庭では、母親が強い力をもっていて、習い事や勉強など強力に指導をされていることが多いようです。どちらかというと父親の影は薄い方が多いのです。

『思春期やせ症の謎―ゴールデンケージ』(ヒルデ・ブルック著、岡部祥平・溝口純二訳、1979年、星和書店)という摂食障害者について書かれた本には、そのような、まるで「籠の中の鳥」のような生活を送ってきた人について詳しく述べられています。このような方にとっては、自分の意思をもつこと、時には親にも反抗する力をもつこと、そして自分の希望する人生を歩んでいくことが必要になってくるのです。摂食障害という症状のみに着目していては、本当の意味で改善はしません。親の言いなりのいい子ちゃんから、如何に社会人として自立していくかということが課題になってくるのです。

合併する病気について

摂食障害においては合併する精神の病気の多いことが知られています。よく合併する病気としては、うつ病や統合失調症、そして不安の障害、その中でも特に合併する率が高いのは強迫的な症状を示す強迫性障害です。

●強迫性障害

摂食障害では、その食事に関連した症状から、自らの行動を省みて、気分が落ち込んだり意欲が低下したりすることもあります。また、体力の低下によって意欲や気力が落ちることもあり、それが本当に精神の病気かどうかの判断は慎重にしなくてはなりません。

特に、ある一定以上体重が減少すると、そのことにより食へのこだわりが自然に生じてきてしまい、食事に対する強迫的な態度を取ることが多くなります。

例えば、自分がカロリーが高いと信じたものは決して食べないことがしばしばあります。また、患者さんが食べた後を見ると、必ず残されている食材があったりします。主食に関しては、半分と決めてしまい、それ以上決して食べようとしないなど、やはり痩せに対するこだわりが反映されています。人によっては食事の後すぐにトイレに駆け込んでしまうため、様子を見ていると、トイレで食べたものをすぐに吐いてしまっていたということもあります。したがって、強迫性障害と診断をつけるには、まず体重をもとに戻してから検討するといったことも必要になることもあります。

パーソナリティ障害

一方で、性格的な偏り、いわゆるパーソナリティ障害が合併していることも頻繁に認められます。境界性パーソナリティ障害や演技性パーソナリティ障害、強迫性パーソナリティ障害、回避性パーソナリティ障害、依存性パーソナリティ障害など、様々なパーソナリティ障害があり、その一部の症状として食に関する症状を呈することがあるのです。

このような場合には、表面に現れている症状のうち最も中核的で、今の生活に最も支障を与えている症状に焦点を絞って治療をしていくことが大切になります。摂食障害があるからといってその治療ばかりに集中していくのではなく、現在の生活への影響の度合いを考えながら、主治医とともに、治療の焦点を絞って治療に向かっていただきたいものです。

治りにくい心の病

—それでも少しずつ良くなるために

第8章

症状別 対処のポイント

パーソナリティ障害・発達障害

治療の対象となるのか

パーソナリティ障害、発達障害と分類されている障害を示す方たちとは、生まれつき、もしくは生育過程において、他の人たちと比べた場合に、標準から一定以上外れた特性をもつ人たちのことを言います。そして、発達の障害と考えられる人たちの特性には、単純に知的能力の遅れが目立つ人たち、その他に、対人関係を構築することに困難をもった人たち、そして集中力や活動性の高さなどに特徴をもつような人たちが認められます。

このような症状を示す人たちの中でも、障害として精神科的な診断をつける必要がある人たちは、そのことのために自分が苦しんだり周囲の人々が困ったりする、という状況が認められる人たちです。

●パーソナリティ障害について

その人のパーソナリティは、もって生まれたものに加えて、これまでの人生の中で培われた社会に適応する手段でもあることから、その特性を修正することは非常に困難です。精神科との関連だけ考えてみると、精神科に受診してくる人たちは、教育現場や家庭において極端な行動化や自分自身の苦しみがあり、多少なりともその緩和を求めて来られる場

表　DSM-5によるパーソナリティ障害の分類

A群	妄想性パーソナリティ障害
	シゾイドパーソナリティ障害
	統合失調型パーソナリティ障害
B群	反社会性パーソナリティ障害
	境界性パーソナリティ障害
	演技性パーソナリティ障害
	自己愛性パーソナリティ障害
C群	回避性パーソナリティ障害
	依存性パーソナリティ障害
	強迫性パーソナリティ障害

合が多いと考えられます。

最近の診断基準であるDSM-5（精神障害の診断・統計マニュアル第5版、アメリカ精神医学会）をみてみると、そこではパーソナリティ障害としてAからCの三つの群に分けて表現されています。

A群では、妄想性パーソナリティ障害やシゾイドパーソナリティ障害、統合失調型パーソナリティ障害といった統合失調症に類似のパーソナリティを示すような人たちを分類しています。B群では、反社会性パーソナリティ障害、境界性パーソナリティ障害、演技性パーソナリティ障害、自己愛性パーソナリティ障害というように、感情が不安定で周囲の人との関係に問題が生じることが多いようです。C群では、回避性パーソナリティ障害、依存性パーソナリティ障害、強迫性パーソナリティ障害と示されているように、不安を背景として様々な形でその対処行動が生じ、それにより自分が苦しんでいる方が多いようです。

基本的には、その人がもともともっているものと、それまでの養育環境から形成されてきているものですから、パーソナリティ自体は、医療の問題というよりも教育や養育の問題と考えられることが多く、精神科的な治療にはそぐわない面があります。

しかし、パーソナリティ障害をもつ方の中でも、高い攻撃性や衝動性、落ち着きのなさなどがあり、そのために社会的な適応が著しく困難な方などは、抗精神病薬を用いるなどして、その行動をある程度制御することが必要になることがあります。また、他の精神疾患を合併している場合には、それに対する治療を行っていきます。

●発達障害について

発達障害の中では、自閉症スペクトラム障害と注意欠如・多動性障害（ＡＤＨＤ）の二種類が代表となります。自閉症スペクトラム障害は、社会的コミュニケーションや対人的相互反応に継続的に問題がある人たちです。

注意欠如・多動性障害は、不注意によって学業や仕事の問題が生じたり、集中力が低下することで課題ができなかったり、指示に従うことが困難であったり、順序立てて物事を行うことが困難であったり、といったことが特徴として挙げられています。一方で、多動性および衝動性に関しては、落ち着きがなく、そわそわしていたり、じっと座っていられなかったりといったことが目立つ方が多いようです。

パーソナリティ障害の歴史・特徴と治療の可能性について

パーソナリティ障害とは、もともと、犯罪者の中に怒りの発作などといった異常な行動を繰り返す人たちがおり、このような人たちは「とても精神病とは言えない人たちである」との記載が19世紀前半より記述されていることが始まりです。このような方たちを「精神病質」といった概念でクレペリン（ドイツの医学者・精神科医、１８５６〜１９２６年）がまとめていますが、この概念はこの名の通り、精神病とのつながりを想定したものです。同じように精神病との関係で「気質」を表したクレッチマー（ドイツの医学者・精神科医、１８８８〜１９６４年）の研究も有名です。

従来、「境界例」と呼ばれた診断名は、当初は統合失調症に近い概念として、統合失調症と神経症（不安が主となる病気）の間にあるものと考えられていましたが、その後、精神分析的治療の経過から「境界性パーソナリティ障害」として性格的な側面を示す概念に変わり、最近の診断にもこの流れが取り入れられています。この病名は、感情的な不安定さや対人関係の不安定さを主な症状としています。

このような時代的な流れをみてもわかるように、パーソナリティ障害では、周囲の方が困る面もあり、一方では、自らが苦しみ、そして病院を受診するような場合もあります。

また、これらのパーソナリティ障害は、先に述べたように精神疾患と関係が深いと考えられ、その合併率は、すべての精神疾患の中でパーソナリティ障害を合併していると考えられる方が20〜50％程度あることも報告されています。

パーソナリティ障害では、養育者がいなかったり、虐待されていたりする方が多く、養育環境を整えることで予防できる可能性もあると言われています。

●治療の現状：治療をしてくれる医師と巡り会うことがまず第一歩

パーソナリティ障害の治療は、まずそこに合併する精神疾患の治療から始まることになります。治療の過程の中で徐々にパーソナリティ的な偏りが目立ってきて、主治医との関係の中で、そのパーソナリティを社会に適応できるようなものに変化させていくことが期待されていきます。

その治療を行っていく上での問題点は、現在の日本では、精神療法的に一人の医師が一人の患者さんと向かい合える時間がかなり限られており、薬物の調整のみで外来が終わってしまうことが非常に多いということです。専門にパーソナリティ障害を診ている病院やクリニックはまだしも、そうでなければ、外来の中で時間をかけてパーソナリティ障害に取り組んでいける医師の数は、かなり限られていると言えるでしょう。また、時間をかける必要があることから、この限られた医師がたくさんの患者をもつわけにもいきません。そう考えると、治療の可能性は非常に少ないということになります。

それ以前の問題として、精神科医の中には「パーソナリティ障害は治療の対象ではない」と考えている医師も比較的多く、この場合はパーソナリティに問題があった場合でも、合併障害の治療はするものの、パーソナリティの問題は対象ではないとして拒否されてしまうことが多いと思われます。パーソナリティ障害の治療においては、その治療をしてくれる医師と巡り会うことがまず第一歩で、そしてそのこと自体が大変なことなのです。

発達障害の歴史・特徴と治療の可能性について

発達障害としては、代表として自閉症スペクトラム障害とＡＤＨＤ（注意欠如・多動性障害）の二つがあります。これらの障害についても、これまでに多くの概念の変遷がありました。

自閉症スペクトラム障害の歴史・特徴

自閉症スペクトラム障害と現在呼ばれている障害は、以前は、カナー（アメリカの医学者・精神科医、１８９４〜１９８１年）が自閉症として報告したものです。コミュニケーションの障害や対人関係の障害、そして興味のもち方が特徴的であることなどから、一つの病気として報告されています。

当初は早期の精神分裂病（現在の統合失調症）ではないかという話、器質的な問題があるのではないか、もしくは新生児期からの保育態度に問題があるのではないかといった考え方などが検討されていました。その後、小児分裂病の一つの型であるという考え方はほぼ否定されたと言っていいと思いますが、一方で精神の遅れのないアスペルガー型という発達障害も提唱され、概念が混乱していた面があります。

最近の診断基準であるＤＳＭ-５では、これらの障害を自閉症スペクトラム障害ということでまとめてあります。その特徴は、先に述べたコミュニケーションや対人関係、想像力の障害などが挙げられています。

対人関係の障害においては、相手の気持ちを汲み取ったり、不快感や敵対心をもたれないように配慮したりすることができません。普通ならば、その年齢であれば身につけているはずのマナーやルールが身についていないことが多いようです。診察時などでも、入り口のドアをバタンと大きな音を立てて閉め、椅子への座り方が雑、突然自分の考えていることを話し始めるといった方もいます。話すときの声も場面と不釣り合いに大きかったり、上下関係などは関係なくタメ口をきいたりといったことが認められます。

コミュニケーションの障害といった面では、相手の気持ちを感じたり意思の疎通を図ることが困難で、対人関係を阻害します。言葉が言葉として成り立たず、コミュニケーションが取れなかったり、相手が何とか意味を聞き取ることができても、その言葉の使い方が不自然であったりします。また、一方的にしゃべり続け、こちらの反応を気にする様子はありません。社交辞令なども通じません。

想像力の障害では、物事を一定の規則を守って並べないと落ち着かない面があります。朝起きる時間、食事の時間、外出の時間、その道筋も決まっていて、変更を強いられると混乱してしまいます。視覚や聴覚といった感覚に対する過敏性が強いため、体に触れられることを極端に嫌がったり、あるにおいを特別に嫌がったりすることもあります。感覚に敏感であれば探し物などは得意のように思えますが、逆に多くの感覚が脳の中に入ってきてしまうために、むしろ探し物なども苦手になるようです。

●ADHDの歴史・特徴

ADHDとして現在まとめられている考え方は、もともとは英国の小児科医スティルが1902年に報告したもので、そこには注意の障害と多動を有する子供の記載があります。このような症状を呈する子供たちに対して、一時は微細脳機能障害症候群と名づけられ、種々の程度の学習や行動の異常が、中枢神経系の微細な機能の偏りから生じていると考えられました。注意集中困難に対する興味が深まったり、多動の症状に対する興味が深まったりする中で、概念の変遷がありましたが、最終的には注意欠如・多動性障害（ＡＤＨＤ）としてまとめられたものです。

注意欠如、多動性のどちらの障害においても幼児期より認められると、医療の問題というよりもむしろ養育や教育的な対応が主となり、支援学級などで処遇がされていることが多いようです。そこでは失敗体験を軽減させ、自己の肯定感を高めるという関わりが大切と言われています。

成人のＡＤＨＤの方では、多動性や衝動性よりも、集中力が続かずに注意力が散漫となってしまい、不注意が目立つことが多いようです。不注意によるミスや物忘れが目立ち、細部を見過ごしてしまったりすることがあります。何度注意されても同じミスを繰り返す、集中が続かない、整理整頓ができない、散らかしたままにしてしまう、物をなくすなどがみられます。職場などでは、電話の折り返しを忘れる、支払いを忘れる、会合の約束を守れない、また、報告書や書類記載、それらの見直しなどを避ける傾向も認められます。

多動性、衝動性では、子供の頃ほど極端ではありませんが、何となく手足を動かし落ち着かなかったり、離席が多い、しゃべりすぎてしまったり、順番を待てない、他人のしているることに口出ししたり、他人のものを横取りするという面が見受けられます。

治療の現状：進展してきている薬物療法

自閉症スペクトラム障害およびＡＤＨＤでは、薬物療法も行われていますが、これまでは対症療法が主体で、多動や興奮に抗精神病薬が用いられることが多かったことが知られています。

社会性の障害が主たる症状である自閉症スペクトラム障害においては、オキシトシンというホルモンが関係しているのではないかということが注目されています。実際、動物を用いた研究などでは、社会的な機能に対してオキシトシンが影響を与えることが明らかとされており、また人間へ投与した結果をみても、ある程度の改善があることが報告され始めています。残念ながらオキシトシンに関しては、まだ臨床で用いるレベルには達しておりません。今後の研究の進展に期待したいものです。

ＡＤＨＤにおいては、不注意、多動そして衝動性が問題になりますが、これらは前頭部の皮質と、視床や線条体という脳の中心部をつないだ回路から形成されている神経回路により制御されていると考えられます。この回路を、ドパミン神経系とノルアドレナリン神経系が制御していると考えられており、この両者のバランスの調節不全によって症状が起こっていると考えられます。このために、ドパミン神経系のバランスを変える薬やノルアドレナリン神経系のバランスを変える薬が用いられているのです。ドパミン系ではメチルフェニデートという薬が、そしてノルアドレナリン系ではアトモキセチンやグアンファシンという薬が用いられています（付録：薬剤一覧227ページ参照）。

これらの考え方はあくまで仮説でもあり、また幼くして発症したＡＤＨＤの方たちはその後の成長過程の中で、先に述べたような神経回路の失調を補うような神経回路網が形成されて、適応力が上がってくると考えられるため、まずは適応力を上げるための対応を行っていくことが大事かと思われます。

成人のＡＤＨＤの患者さんについては、その時点の適応状況をみながら、薬をまず減らせるかどうか検討することが課題になってきます。また逆に、成人期において初めて発症した、もしくは明らかとなったＡＤＨＤの患者さんには、その症状に対応する中で、やむを得ない場合に薬物療法を試みることになります。

医療として対応可能な範囲とは

青年期・成人期になり問題となってしまう、そして精神科治療の現場に現れてくるパーソナリティ障害や発達障害（自閉症スペクトラム障害、ＡＤＨＤ）の方がいますので、医療としてどのような・どのくらいの対応が可能かについて説明をしていきます。

青年期・成人期パーソナリティ障害への対応

パーソナリティ障害においては、成人期になって問題となるものは、精神疾患を合併した場合が最も多いと思われます。これに関しては、他の章で示されるように精神疾患に対する治療を優先させていきます。それと同時にパーソナリティの問題についても焦点を当てて、カウンセリングを導入したり、外来での精神療法を行ったりして経過をみていくことが多いようです。

パーソナリティ障害の一つの境界性パーソナリティ障害が精神科医療の中で大きな問題になった時期もありましたが、現在になってみると、その報告によれば、何年か経過する中で障害の基準を満たさなくなってくる方が多いということもわかってきており、問題の時期を何とか乗り越えれば落ち着いてくると期待されます。

青年期・成人期自閉症スペクトラム障害への対応

発達障害においては、教育現場において教育の援助が得られるうちは、社会的な問題は大きくないのですが、社会に出た際に対人関係の障害や集中力の低下から大きな問題が生じることが多いようです。

以前はアスペルガー障害と言われた知的能力に問題のない方たちについては、多少変わっているけれども、むしろ集中力が高く、勉強ができる優秀な人たちなどと評価され、学校にいる間では大きな問題がないことがあります。しかしながら社会に出て、様々な多様性に適応していく中で、他の人とのコミュニケーションの取りにくさ、自らのこだわりの中で日常生活が行いにくいなど、様々な問題点が生じてくることがあります。

これに対しては、対症療法的に向精神薬を用いたりもしますが、基本的には適応するためのカウンセリング、トレーニングや様々な工夫などを行っていくことが大切です。

その中では、社会人として必要なマナーや挨拶の仕方、場面における言葉の使い分け、そして人との距離の取り方などを身につけていきます。何より大切なのは、自分ではなかなか気づけないことも多いので、自分の取った行動がその場面に不適切であった場合に、アドバイスしてくれるような人をみつけておくことが必要と思います。また、人と付き合うことは苦手ですので、この面でも無理をせず、毎日を過ごしていくことが大切でしょう。金銭管理でトラブルが生じやすい方は、金銭管理のノートを作ったり、お小遣いを小分けにして使ったりといったことも大切になってきます。このような様々な工夫をすることで、社会で生活しやすいようにしていきます。

青年期・成人期ADHDへの対応

ADHDの方でも、まず大切なのは非薬物療法的な治療になります。忘れ物が多くて困る方では、メモを繰り返し細かくつけていくことが対策になってくるかもしれません。整理整頓が苦手な方は、持ち物を減らして整理しやすい状況を作っておくことも必要でしょう。イライラして落ち着かなくなりそうなときに、リラックスする方法をみつけておくことも大切になります。このように様々な方法を試みていくのですが、それでもよい状況にならないときに、薬物療法を用いていくことになります。

ＡＤＨＤの特性をもっている方は、基本的には、多動性の障害に関しては徐々に年齢を経るに従って落ち着いてくる面もあります。しかし、注意の欠如などにより社会生活への適応が困難になり、また、周囲との関係がうまくもてなくなってしまって悩むことが多いようです。

このために、これらの「集中力の低下」や「落ち着きのなさ」に対して、何らかの治療が必要になってきます。前の項で示したドパミンに働くメチルフェニデートという薬剤の、商品名リタリンという即効型製剤が、この障害に対して使われてきて効果を得ていたのですが、リタリンの乱用による薬物依存が社会問題（リタリン騒動）になったことから、リタリンはＡＤＨＤに使えなくなり、現在では同じメチルフェニデートの長時間作用型製剤であるコンサータ（商品名）が処方されています。これにより集中力の高まりなどが期待されています。

また一方で、「多動性症状」に対してはグアンファシン（商品名インチュニブ）といわれるノルアドレナリンに作用する薬も処方されるようになってきています。また、その他に多動性障害が激しい場合には抗精神病薬を用いることによって、それを制御しようとする方法が以前よりあり、これもある一定の効果を得ています。

このように、薬物療法的な介入が様々に広がってきていることは、介入の仕方の幅が広がり望ましいことではありますが、一方で、本人が社会に適応していくスキルを発達させていくことが非常に重要です。薬は確かに効果がある面もありますが、周囲の援助者と職場の人たちが障害の特性を理解し、そして仕事の内容を検討し、適応しやすいように時間をかけて、生活を安定させることが必要です。

世の中で生活していくには常に変化がつきものであり、また人間関係も相手が入れ替わったり、相手の状況も変わったりする中で変化していきます。これに適応していくのは非常に困難な面がありますが、適切なアドバイザーもしくは仲間を近くに置き、ともに適応を目指していくことも必要になってくると思われます。

当然のことながら、主治医も社会に適応しやすいようにアドバイスを行っていきます。本人のみではなく周囲の人々が協力することによって、問題行動が収まってくることを目指していくことが必要になってくるのです。根気強い対応が必要で、特に叱責したり行動を制限したりすることはあまり有用ではなく、むしろ自己肯定感を損なわせてしまいます。

ＡＤＨＤ治療薬の使用は慎重に

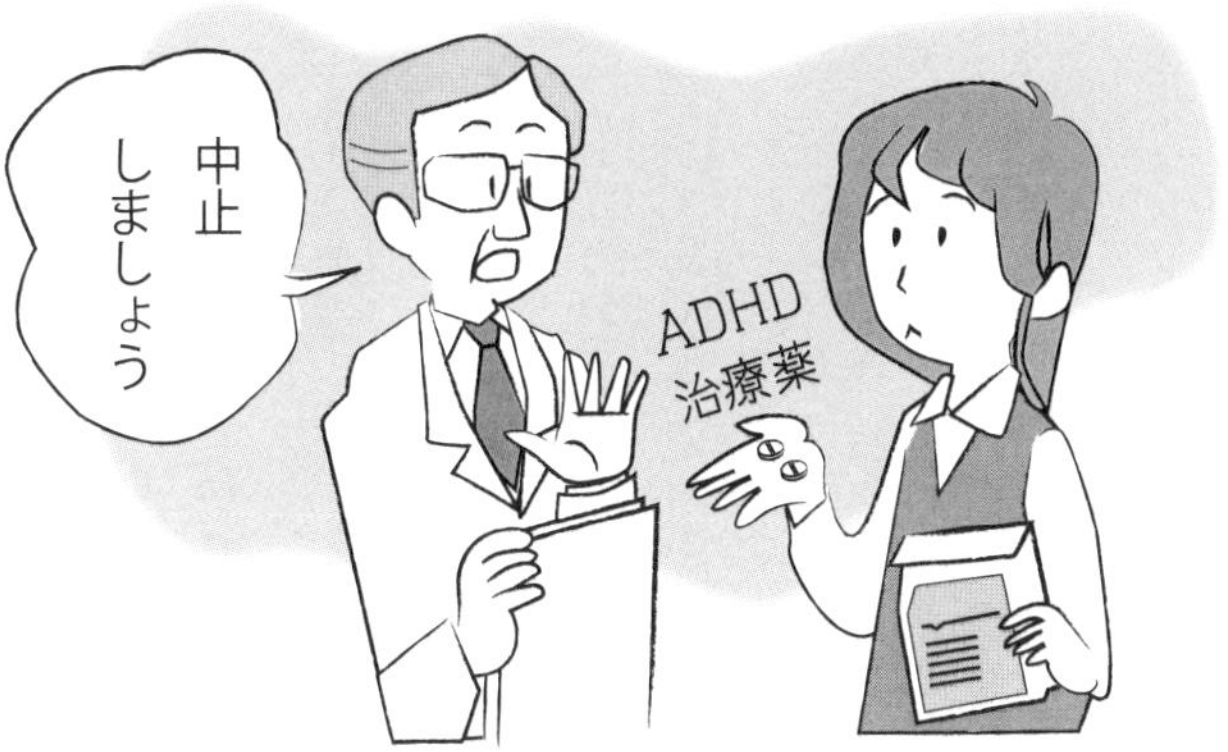

ＡＤＨＤ治療薬の使用は慎重に

ＡＤＨＤの方では、青年期、成人期になってから抑うつ状態や躁状態を呈して、病院を受診する方がいます。この場合には、障害が確認されたなら、抑うつ状態・不安状態の方ではＡＤＨＤ治療薬の使用を検討することとなります。

一方で、精神病状態や躁状態で受診した場合には、ＡＤＨＤ治療薬の使用は、むしろ症状の増悪を招くこともあり、使用している場合には中止することが必要です。症状が改善し、その時点で残存する注意欠如・多動性障害の症状に対してＡＤＨＤ治療薬が必要な場合には、慎重に再開することとなります。ここでも注意深い症状観察と、主治医との連携が大切になってきます。

周囲の方たちの関わり方

ご家族や周囲の方には何よりもまず、発達障害という診断はともかくとして、その方のもっている特性をしっかりと理解していただくことが必要になってきます。感覚の過敏にも気をつけなくてはいけません。他の人にとっては心地よいBGMも、その人にとっては苦痛であることがあります。照明の明るさも調整しましょう。握手などの体の接触を無理に強要しないことも必要になってくるでしょう。また、不適切な行動がみられたときには感情的に叱ったりすることはせずに、そのことをしっかりと伝え、それによって起こる不都合を理解させ、徐々に不適切な行動を減らしていくということが基本になってきます。

他の障害と同様に、根性論とか感情論では物事はうまくいきません。一方で、何でも容認してしまうのもよくないでしょう。環境を調整していくとともに、その方のよきアドバイザーとして関わっていただけるとよいかと思います。

第9章

医療を上手に利用するために

たとえ治らないとしても、次善の策を得る

●いわゆる精神病（統合失調症、うつ病、双極性障害など）に関して

これまでの章で様々な病気について話をしてきました。統合失調症やうつ病、双極性障害などのいわゆる精神病とは、脳内の神経伝達物質の撹乱《かくらん》状態が生じ、周囲の状況（環境）に反応し、様々に症状を起こしてくることをみてきました。そしてその症状が故に、日常生活、社会生活に支障をきたしてしまっている状態が「病気」ということになります。このような状態を完全に治すということは非常に困難で、その神経伝達の撹乱状態は、本来その人のもっている神経回路網の特性、すなわち表出される性格と関係した、神経伝達の脆弱《ぜいじゃく》性が影響していると考えられるからです。

そして、我々のもっている治療手段は、他の病気でも同様のことが言えますが、飲み薬や注射薬といった、体全体に分布し、その一部として、対象の神経伝達物質の脳内での機能を上げたり下げたりするといった方法なのです。この治療方法は、対症療法的に症状を緩和するもので、本来皆さんが期待するであろう「病気が治る」といったものとは少し違ったものです。症状の中で大きな割合を占める部分に的を絞り、関係する神経伝達を調整することが一番の治療と考えられるからです。しかしながら、そのように大きな問題点を解

決していくと、脳の神経回路の回復能力によるものなのか、その他の症状も治ってくることがあります。また逆に、調子の悪い状態を繰り返していくと、症状の回復が悪く、またその症状自体も変化していくことが知られています。

それでは、心理学的な治療法である認知行動療法はどうだろうか、と考えるかもしれません。残念ながらこの方法によっても、もともとの神経伝達回路と性格を変えることにはなりません。この治療法によって変化するものは、それまで行ってきた、何か物事が起こったときの対処行動を変化させていくことであり、そのことにより世の中で暮らしやすくなっていきますし、症状を緩和させることができます。しかしながら、この治療法においても、一旦適応的な行動が取れたとしても、時間の経過とともに変化してしまうこともあり、そのため治療者との関係を継続していくことが求められます。

このように考えていくと、精神の病気を治していくには、長期にわたる治療を考えることが必要であることがみえてきます。再発を繰り返すことなく落ち着いた状態を続けることによって、同じ病気をもっていても、より良い生活を送ることができます。精神の病気は、その時その時で治るものではなく、長い人生を考える中で、より良い状態が維持できたときに、本当の意味で治療がうまくいったと言えると思われます。

不安と関係する障害に関して

不安障害や強迫性障害のような、神経回路の一部に障害が生じて症状が認められると考えられる病気では、その回路の回復を目指した治療が行われます。それが薬物療法であったり、認知行動療法であったりするのですが、これについても、一旦治ればその後再発はありえないというものではありません。摂食障害のように、問題となる神経回路が明らかではない病気も同様です。最初に症状が出たのと同じような状況、もしくはそれを思い出させるような状況、それとは関係なくても不安をかき立てるような状況、これらが症状の再発を招きます。

これらの病気の方は、症状が重篤で日常生活も送れなくなるような、入院が必要になるような状況になることはあまりありません。したがって、外来での治療が中心となります。しかしながら、ストレスを感じたときの対処法や、再発を予防するための薬物療法などが必要です。ここでも医療とつながっていることが、心理的にも、神経回路の面から考えても大切なことかと思われます。症状を繰り返すことなく、落ち着いた日常生活を長く送れることが大切なのです。

発達障害に関して

発達障害においては、第7章で述べたようにオキシトシンというホルモンとの関係や、ドパミン神経系などの調節障害が想定されているとはいえ、生来的な要素が多く、治療によって変えることは困難な面を多くもっています。また、幼少期から成人期までの発達の過程で、様々に症状が変化し、さらに環境の影響を受けていきます。このため、一方では教育関係との連携が大切ですし、一方では医療との関係が大切になってきます。

ここでの困難は、幼少期には小児科の先生方が関わってくれることが多いのですが、成人になるまでに、小児科の先生から精神科へのバトンタッチが必要になってくることです。バトンタッチには小児科の先生からの、それまでの情報の引継ぎが必要です。そして、必要な時は、担当であった小児科の先生と意見交換ができる、そして何より発達障害に関して理解のある精神科医に紹介してもらいましょう。その後は精神科医とともに、思春期から成人となりさらに広がっていく環境への適応を目指し、薬物調整や精神療法を継続していくことが必要になるでしょう。

ここまで述べてきたように、精神科における治療とは、その場その場で症状を改善させることも大切ですが、主治医と患者さんとの関係の中で安定した生活を維持していくことが何よりも大切だと言われます。そして、そこで大切なのは医師と患者との関係だと思われます。

医師との相性と満足感

●良い医師とは

皆さんは、良い医師と言う言葉に、どのようなイメージをもたれるでしょうか。神様のような絶対的な、万物の支配者のような、何でも知っているような、何でも治してくれそうなイメージでしょうか。それとも、優しく寄り添ってくれる、信頼できるイメージでしょうか。

いずれにしても、自分たちが自分の命や心を預ける相手ですから、それなりに高い専門性をもち、治療を考えている人であろうと期待をもって受診されることでしょう。患者さん側の医師に対するイメージは、先に示したように比較的一つの像に集約されるような気がしますが、医師も人間ですから、当然そこには大きな隔たりがあるような気がします。

どの先生も良いところをもった先生が多いのですが、やはりそれぞれ得意な面と不得意な面があります。医師の違いを考える上では、年代の問題があるかもしれません。特に精神科では、何人の患者さんを診たかによって患者さんに対する見方が広がっていきます。そう考えると、ある程度経験を積んだ年配の医師が良いような気がしますが、一方で、その医師が研修を受けた時期によって精神医学の成り立ち(考え方)が異なってきたりします。

医師になった時代による違い

この本では、できる限り現在の新しい精神医学に則って説明をしてきたつもりですが、一方で古典的な昔からの精神医学の考え方も無視しないようにしてきました。

私たちの世代が研修を受けた昭和の終わり頃は、ちょうどそれまでの伝統的な精神医学から、主としてアメリカから輸入されたＤＳＭ‐Ⅲ（精神障害の診断・統計マニュアル第Ⅲ版、アメリカ精神医学会、１９８０年）という診断体系が導入され、精神病の概念の変革期にありました。その後、精神分裂病が統合失調症と呼ばれるようになり、認知症が痴呆にかわって呼び名として採用されるようになっています。そしてこの頃から、第二世代の抗精神病薬（非定型抗精神病薬、付録：薬剤一覧231ページ参照）が使えるようになってきました。数多くの抗てんかん薬（バルプロ酸ナトリウムなど）が気分安定薬として認められるようになってきたのもこの頃からです。このために、それ以前の精神科の先生方が医師として研修をされた頃にはなかった薬物が多く出てきており、薬物療法に関する興味の違いにより、治療方法も大きく異なってきた印象があります。

現在の医師たちの考え方の違いの主体をなすのは、平成10年（１９９８年）頃から進んできた医学のマニュアル化によるのかもしれません。この平成10年頃の大きな変化では、それまでは従来の考え方と新しい考え方が混在していたのですが、それ以降に研修された先生方は、主に新しい考え方を中心として勉強されており、古典的な精神医療の考え方に関して教育を受ける機会は減り、古典的な精神医学や精神分析などには、あまり興味をもたれていない先生も多いようです。このことによって、日本中どこでも同じような治療が受けられるようになったという大きなメリットがありましたが、一方では、患者さんを理解するための方法が狭まってきたような印象があります。

またこの頃、三環系と言われる抗うつ薬からＳＳＲＩ（選択的セロトニン再取り込み阻害薬）、ＳＮＲＩ（セロトニン・ノルアドレナリン再取り込み阻害薬）といった薬が発達してきましたし、抗精神病薬でも難治性の疾患に対してクロザリル（一般名クロザピン）が導入されてきました。

●やっぱり相互のパーソナリティの問題？

このように、教育を受けた時代によって主治医の考え方にも違いがありますが、それ以外に主治医のパーソナリティの問題もあるかと思われます。患者さんに寄り添うことを重視している先生、理論的に薬物療法などをマニュアルに従って進めていくことを重視する先生、一般的な標準的な治療を目指そうとする先生といったように、様々な先生がいます。これは、患者さんにもいろいろなパーソナリティをもった方がいるので、かえってお互いの相性が良ければ好ましい結果になるでしょうし、残念ながら反対の結果になることもあるかもしれません。

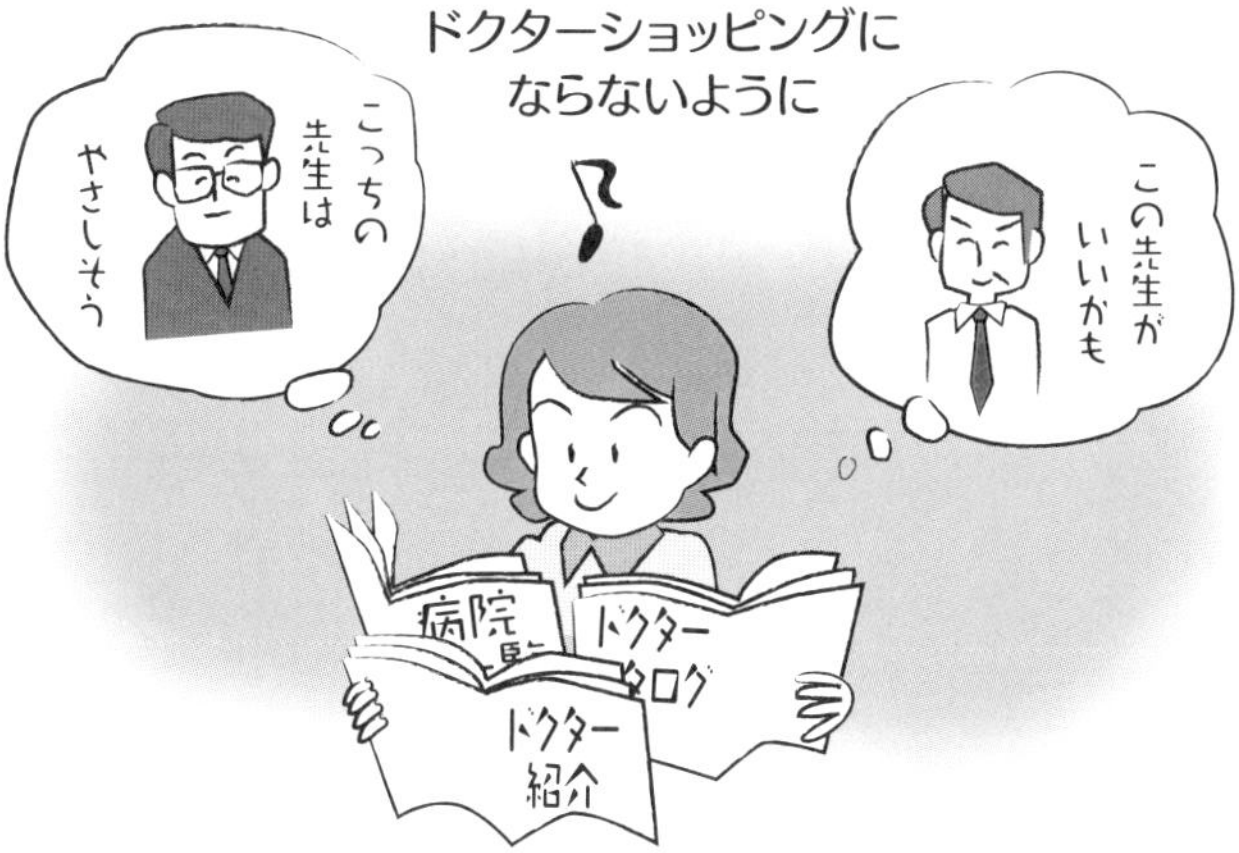
ドクターショッピングに
ならないように
この先生が
いいかも
こっちの
先生は
やさしそう
病院
ドクター
カタログ
ドクター
紹介

いずれにしても、大切なのは自分に合った先生をみつけることなのでしょうが、これもなかなか難しいかもしれません。相性というのは、まずは実際に会ってみないとわからないからです。それに一回会ったからといってわかるものでもありません。また、自分に合った医師を探すと言ってドクターショッピングのようになってしまっては、治療が全く進まず、症状が悪くなるという最悪の結果をもたらしてしまいます。

相性の良い医師を探すのもほどほどにということでしょうか。そう考えると、患者さんと患者さんを目の前にしている医師とが、お互いに理解し合って、より良い医療を受けられるように工夫していくのがやはり一番良いのかもしれません。

目の前の医師との関係確立を

患者さんが医師と出会ったときは、その心の病の症状によって周囲との関係が大きく崩れているときが多いようです。家族のことも信じられなくなっていたり、職場では居場所を失っていたりして、心細さを抱えて病院に受診してきます。

医師は限られた時間の中で、できる限り患者さんとの関係を確立しようと考えます。それにはそれぞれの医師によって異なっている面もありますが、基本的には目の前の患者さんの話をよく聴くということに尽きると思います。そして、そこから得られた情報をもとに治療を組み立てていきます。医師が患者さんに出会った当初、治療する方法はだいたい同じような形が多いようです。そして、それがうまくいかなかったときに次にどうするかといったことに、医師と患者の相互関係が大きく影響します。

薬の考え方なども、一回飲んで効かなかったから変えてしまうのか、それとも何週間か飲んでから判断するのか、これは医師と患者の相談の中で決まってくる問題です。確かに「薬は何週間経つと効果が出てくるので、それまで待たなければならない」などといった基本的なルールはありますが、とても症状が悪く困っているのに、その期間、ひたすら待ってしまうのは問題でしょう。といって、見切りが早すぎても困ります。本来なら効いたかもしれない薬を、その時点では一旦諦めてしまうことになったりします。一概に決めつけることのできないことなのです。

その症状と薬の力、期待される効果とその患者さんを取り巻く状況、周囲のサポート力などによって変わってきます。理論と現実の間、一般論と今ここにいる患者さんとの違い、ここに生じる問題点は、繰り返しになりますが、患者さんと医師との相互関係によって満たされていくのです。夫婦間では「長い人生を添い遂げられた」という言葉を「生涯、お互いに支え合い、苦難があってもずっと夫婦であった」という意味で夫婦の理想として捉えられていると思います。医師と患者との関係も似た面があります。

継続して関係を保ち、悪化を防ぐ

気がついたら悪化していたということがないように

ここまで病気の面から、患者さんの面から、医師の面から、医師と患者の相互関係についてみてきました。いずれの側面からみても、お互いに長く関係を作っていけることが非常に重要であることがおわかりいただけたでしょうか。

治療を行っていると、全く音沙汰がなくなってしまって、どうしているかと思っていたら、数年してから症状が悪くなってしまい、急に連絡が入ることがあります。一方で治療も一段落し、薬物療法も必要としなくなり、しかしそれでも数カ月に一回、あるいは2年に一回は顔をみせてくれ、もしくは手紙をいただいたりして、関係が続いている方もおられます。不思議なことですが、関係の続いている方のほうが症状が増悪していることは少ない印象があります。逆に言えば、それだけ長く人間関係を続けることができるほど回復したということかもしれません。

●医師との関係は社会における人間関係の縮図？

医師との人間関係が維持できるとすれば、家族や周囲の人々との関係も維持されているはずです。残念ながら、「あの医者はわかってくれない」「ダメな医者だ」「最低だ」などという言葉が患者さんから聞かれると、一方で「あの患者はだめだ」「治ろうとする気がない」「周囲も理解がない」などといった医療者側からの声も聞きます。医師なんだから患者のことがわかってそれなりの対応をするべきだろう、患者なんだから医師の言うことを聴くべきだ。こんな言葉も聞いたことがないでしょうか。これらの関係は、世の中での人間関係が医師と患者との関係に反映されているのかとも考えられます。

治療の場での相互関係が、現実の世界での誰かとの関係と似通っていたりしませんでしょうか。人間関係は、片方のみの問題ということはありません。相互に受け入れ、相互に尊重する姿勢が必要です。それができたときに長く良い関係が維持できるのではないでしょうか。そのようにして医師との関係を維持すれば、同じやり方で、他の人ともうまくコミュニケーションが取れるかと思われます。

精神医療はチーム医療

ここまでは医療関係者の代表として、医師を中心に話をしてきました。しかし、精神医療は特にそうですが、医師との関係のみで成り立っているわけではありません。医師よりもはるかに多い数がいて、日常生活から薬物の管理まで、すべての面で援助してくれるのは看護師です。病棟にいるときもそうですが、外来においても精神的な状態の変化に気づいてくれ、患者さんと医師との関係を保ち、薬の飲み方や生活の仕方など様々にアドバイスをしてくれます。臨床心理士は、精神の状態を把握するための検査をしたり、認知行動療法を行ったり、カウンセリングを行って患者さんを支えてくれたりしています。作業療法士たちは患者さんとの関わりとして、作業療法を用いながら回復を手伝ってくれます。

栄養士たちは、心の病気をもっている方は、そのストレスや生活習慣から栄養学的な問題をもっている方も多いことから、それに対する栄養指導を行ってくれます。薬剤師も、薬の内容や飲み方についての相談に乗ってくれます。精神保健福祉士たちは、社会制度の利用や他の職種との連携について協力してくれます。また、事務所で受付や様々な取次などをしてくれる事務員たちも、医療チームの大切なメンバーです。

それぞれの職種が専門性を生かしながら、患者さんを支えるという意味では協力して対応しています。何よりも大切なことは、これらの職種の人たちが患者さんを中心に意見を交換し、協力して、患者さんの回復を目指しているということです。これらの人たちとの関係をよく保ち、健康な生活を継続していけるようにしていただきたいものです。

●お互いに尊敬し合えるような関係を――これも治るということ

人間関係の回復が治療の最終的な目標ではないか、ということをお話ししてきました。統合失調症においても、自らの世界に閉じこもってしまう自閉という状態から、社会に戻っていく関係が大事でした。うつ病においても、周囲の人とのつながりが戻り、社会に受け入れられたと感じたときに、治っている感じがあります。不安障害や強迫性障害においても、その障害さえなければ人とうまくやれるのにといった考え方から、障害があったとしても他の人と付き合って世の中で生きていくという方法をみつけ出していくことが大切です。摂食障害においても、食べ物へのこだわりから少し離れて、人との付き合いを楽しめるようになって社会に戻ってきたときに、本当に治ったという感じがします。

このように治っていくという過程においては、少しずつ身近な人との関係を取り戻していくことが大事になってもきます。治療の最初の段階では、家族にすら心を開くことができないことも多いようです。その場合は、まずは主治医を信頼し、治療を開始していくことがスタートになります。

その治療の過程の中で、家族との関係を取り戻していきます。家族との関係が取り戻せて、自宅での生活が豊かなものになってきたとき、友だちとの関係が戻ってきます。そして最後にいわゆる社会（現代の社会では、やはり職場ということになるでしょうか）に復帰していく過程となっていきます。それが受け入れられて、どんな世界でも落ち着くようになったとき、本当の意味で治ったと言えるでしょう。

この経過は、簡単に成し遂げられることではありません。通常の人生を考えても、人間の発達の過程においても、生まれてから20年、30年かけて達成する事柄でもあります。小学校から中学校、高校を経て、大学、社会へと旅立っていくのです。ただ、病気によってこの道が止まってしまったり、前の段階に戻ってしまった方は、そこからの出発になりますので、もう少し早く復帰できるかもしれません。

いずれにしても世の中との関わりを取り戻していく過程にとって、主治医との関係はその基礎として続いていきます。これらの人間関係が維持されたときに、心の病は比較的安定し、もし悪化したとしてもこれらの周囲の人々が助けてくれることにより、さらなる悪化を防いだり、悪くなっても早く医療機関に受診する態勢が取れたりするのです。より良い関係を築きながら治療を継続し、健康な生活を維持していただきたいと考えます。

●付録　精神疾患の治療に用いられる主な薬剤

■催眠薬

大分類	中分類	一般名
催眠薬（睡眠導入薬）	バルビツール酸系催眠薬	フェノバルビタール
		ペントバルビタールカルシウム
		アモバルビタール
	ベンゾジアゼピン系催眠薬	トリアゾラム／超短時間型
		ブロチゾラム／短時間型
		リルマザホン塩酸塩水和物／短時間型
		ロルメタゼパム／短時間型
		エスタゾラム／中間型
		ニトラゼパム／中間型
		フルニトラゼパム／中間型
		クアゼパム／長時間型
		フルラゼパム塩酸塩／長時間型
		ハロキサゾラム／長時間型
	非ベンゾジアゼピン系催眠薬	ゾピクロン／超短時間型
		エスゾピクロン／超短時間型
		ゾルピデム酒石酸塩／超短時間型
	メラトニン受容体作動薬	ラメルテオン
	メラトニン製剤	メラトニン
	オレキシン受容体拮抗薬	スボレキサント
		レンボレキサント

■抗不安薬

大分類	中分類	一般名
抗不安薬	ベンゾジアゼピン系抗不安薬	エチゾラム／短時間型
		クロチアゼパム／短時間型

2021年8月現在

商品名	剤形	主な適応症	備考
フェノバール、フェノバールエリキシル	末、散、錠、液、坐、注射	不眠症、不安緊張状態の鎮静、てんかんのけいれん発作ほか	
ラボナ	錠	不眠症、不安緊張状態の鎮静ほか	
イソミタール	末	不眠症、不安緊張状態の鎮静	
ハルシオン	錠	不眠症、麻酔前投薬	
レンドルミン	錠	不眠症、麻酔前投薬	
リスミー	錠	不眠症、麻酔前投薬	
エバミール、ロラメット	錠	不眠症	
ユーロジン	錠、散	不眠症、麻酔前投薬	
ベンザリン、ネルボン	錠、細粒、散	不眠症、麻酔前投薬ほか	
サイレース	錠、注射	不眠症、麻酔前投薬ほか	
ドラール	錠	不眠症、麻酔前投薬	
ダルメート	カプセル	不眠症、麻酔前投薬	
ソメリン	錠、細粒	不眠症	
アモバン	錠	不眠症、麻酔前投薬	
ルネスタ	錠	不眠症	
マイスリー	錠、液	不眠症（統合失調症、躁うつ病に伴う不眠症は除く）	
ロゼレム	錠	不眠症	
メラトベル	顆粒	小児期の神経発達症に伴う入眠困難	
ベルソムラ	錠	不眠症	
デエビゴ	錠	不眠症	

商品名	剤形	主な適応症	備考
デパス	錠、細粒	神経症・うつ病・心身症の不安・緊張・睡眠障害など、統合失調症の睡眠障害	
リーゼ	錠、顆粒	心身症の身体症候・不安・緊張・睡眠障害など、自律神経失調	

■抗不安薬（つづき）

大分類	中分類	一般名
抗不安薬	ベンゾジアゼピン系抗不安薬	フルタゾラム／短時間型
		アルプラゾラム／中間型
		ブロマゼパム／中間型
		ロラゼパム／中間型
		ジアゼパム／長時間型
		フルジアゼパム／長時間型
		メダゼパム／長時間型
		クロキサゾラム／長時間型
		クロルジアゼポキシド／長時間型
		オキサゾラム／長時間型
		メキサゾラム／長時間型
		クロラゼプ酸二カリウム／長時間型
		フルトプラゼパム／超長時間型
		ロフラゼプ酸エチル／超長時間型
	セロトニン 1A 作動性抗不安薬	タンドスピロンクエン酸塩
その他の精神安定薬	抗アレルギー性精神安定薬	ヒドロキシジン

商品名	剤形	主な適応症	備考
コレミナール	錠、細粒	心身症の身体症候・不安・緊張・抑うつ	
コンスタン、ソラナックス	錠	心身症の身体症候・不安・緊張・抑うつ・睡眠障害	
レキソタン、セニラン	錠、細粒、坐	神経症の不安・緊張・抑うつ、うつ病の不安・緊張、心身症の身体症候・不安・睡眠障害など	
ワイパックス	錠	神経症・心身症の不安・緊張・抑うつなど	
セルシン、ホリゾン	錠、散、シロップ、注射	神経症・うつ病・心身症の不安・緊張・抑うつほか	
エリスパン	錠	心身症の身体症候・不安・緊張・抑うつ、睡眠障害など	
レスミット	錠	神経症・心身症の不安・緊張・抑うつ、心身症の身体症候	
セパゾン	錠、散	神経症・心身症の不安・緊張・抑うつ、心身症の身体症候	
コントール、バランス	錠、散	神経症・うつ病・心身症の不安・緊張・抑うつ	
セレナール	錠、散	神経症・心身症の不安・緊張・抑うつ、心身症の身体症候ほか	
メレックス	錠、細粒	神経症・心身症の不安・緊張・抑うつ、睡眠障害など	
メンドン	カプセル	神経症の不安・緊張・焦燥・抑うつ	
レスタス	錠	神経症・心身症の不安・緊張・抑うつ・睡眠障害など、心身症の身体症候	
メイラックス	錠、細粒	心身症・神経症の不安・緊張・抑うつ・睡眠障害	
セディール	錠	心身症の身体症候・抑うつ・不安・焦燥・睡眠障害、神経症の抑うつ・恐怖	
アタラックス、アタラックス - P	錠、散、カプセル、シロップ、ドライシロップ、注射	神経症における不安・緊張・抑うつ	

■抗精神病薬

大分類	中分類	一般名
定型抗精神病薬	フェノチアジン系抗精神病薬	クロルプロマジン
		レボメプロマジンマレイン酸塩
		ペルフェナジン
		フルフェナジン
		プロクロルペラジン
		プロペリシアジン
	ブチロフェノン系抗精神病薬	ハロペリドール
		ブロムペリドール
		ピパンペロン塩酸塩
		スピペロン
		チミペロン
	ベンズアミド系抗精神病薬	スルピリド
		スルトプリド塩酸塩
		ネモナプリド
		チアプリド塩酸塩
その他の抗精神病薬	イミノベンジル系抗精神病薬	クロカプラミン塩酸塩水和物
		モサプラミン塩酸塩
	その他の抗精神病薬	オキシペルチン
		ゾテピン

商品名	剤形	主な適応症	備考
ウインタミン、コントミン	錠、細粒、注射	統合失調症、躁病、神経症の不安・緊張・抑うつ・悪心など、麻酔前投薬ほか	
ヒルナミン、レボトミン	錠、散、細粒、顆粒、注射	統合失調症、躁病、うつ病の不安・緊張	
ピーゼットシー、トリラホン	錠、散、注射	統合失調症、術前・術後の悪心・嘔吐ほか	
フルメジン、フルデカシン（注射）	錠、散、注射	統合失調症	
ノバミン	錠、注射	統合失調症、術前・術後等の悪心・嘔吐	
ニューレプチル	錠、細粒、液	統合失調症	
セレネース、ハロマンス（注射）	錠、細粒、液、注射	統合失調症、躁病	
ブロムペリドール	錠、細粒	統合失調症	
プロピタン	錠	統合失調症	
スピロピタン	錠	統合失調症	
トロペロン	錠、細粒、注射	統合失調症、躁病	
ドグマチール	錠、カプセル、細粒、注射	統合失調症、うつ病・うつ状態、胃・十二指腸潰瘍	
バルネチール	錠、細粒	躁病、統合失調症の興奮・幻覚・妄想状態	
エミレース	錠	統合失調症	
グラマリール	錠、細粒	脳梗塞後遺症に伴う攻撃的行為・精神興奮・徘徊・せん妄、特発性ジスキネジア及びパーキンソニズムに伴うジスキネジア	
クロフェクトン	錠、顆粒	統合失調症	
クレミン	錠、顆粒	統合失調症	
ホーリット	錠、散	統合失調症	
ロドピン	錠、細粒	統合失調症	

■抗精神病薬（つづき）

大分類	中分類	一般名
非定型抗精神病薬	セロトニン・ドパミン遮断薬(SDA)	リスペリドン
		パリペリドン
		ペロスピロン塩酸塩水和物
		ブロナンセリン
		ルラシドン塩酸塩
	多元受容体作用抗精神病薬(MARTA)	オランザピン
		クエチアピンフマル酸塩
		クエチアピンフマル酸塩（徐放剤）
		クロザピン
		アセナピンマレイン酸塩
	ドパミン受容体部分作動薬(DPA)	アリピプラゾール
		ブレクスピプラゾール

■副作用対策の薬

大分類	中分類	一般名
副作用対策の薬	抗コリン性パーキンソン症候群治療薬	トリヘキシフェニジル塩酸塩
		ビペリデン塩酸塩
		マザチコール塩酸塩水和物

商品名	剤形	主な適応症	備考
リスパダール、リスパダールコンスタ（注射）	錠、細粒、液、注射	統合失調症、小児期の自閉スペクトラム症の易刺激性	
インヴェガ、ゼプリオン（注射）	錠、注射	統合失調症	
ルーラン	錠	統合失調症	
ロナセン	錠、散、テープ	統合失調症	
ラツーダ	錠	統合失調症、双極性障害のうつ症状	
ジプレキサ	錠、細粒、注射	統合失調症、双極性障害の躁症状・うつ症状ほか	
セロクエル	錠、細粒	統合失調症	
ビプレッソ徐放錠	錠	双極性障害のうつ症状	
クロザリル	錠	治療抵抗性の統合失調症	登録制
シクレスト舌下錠	錠	統合失調症	
エビリファイ	錠、散、細粒、液、注射	統合失調症、双極性障害の躁症状、うつ病・うつ状態、小児期の自閉スペクトラム症の易刺激性、［注射のみ］双極I型障害での気分エピソードの再発・再燃抑制	
レキサルティ	錠	統合失調症	

商品名	剤形	主な適応症	備考
アーテン、セドリーナ、パーキネス	錠、散	向精神薬投与によるパーキンソニズム・ジスキネジア・アカシジア	
アキネトン	錠、散、細粒、注射	向精神薬投与によるパーキンソニズム・ジスキネジア・アカシジア	
ペントナ	錠、散	向精神薬投与によるパーキンソン症候群	

■抗うつ薬

大分類	中分類	一般名
抗うつ薬	三環系抗うつ薬（TCA）：第1世代	イミプラミン塩酸塩
		クロミプラミン塩酸塩
		アミトリプチリン塩酸塩
		ノルトリプチリン塩酸塩
		トリミプラミンマレイン酸塩
	三環系抗うつ薬（TCA）：第2世代	ロフェプラミン塩酸塩
		アモキサピン
		ドスレピン塩酸塩
	四環系抗うつ薬	マプロチリン塩酸塩
		ミアンセリン塩酸塩
		セチプチリンマレイン酸塩
	トラゾドン塩酸塩	トラゾドン塩酸塩
	選択的セロトニン再取り込み阻害薬（SSRI）	フルボキサミンマレイン酸塩
		パロキセチン塩酸塩水和物
		セルトラリン塩酸塩
		エスシタロプラムシュウ酸塩
	セロトニン・ノルアドレナリン再取り込み阻害薬（SNRI）	ミルナシプラン塩酸塩
		デュロキセチン塩酸塩
		ベンラファキシン塩酸塩
	ノルアドレナリン作動性・特異的セロトニン作動性抗うつ薬（NaSSA）	ミルタザピン
	セロトニン再取り込み/セロトニン受容体モジュレーター（S-RIM）	ボルチオキセチン臭化水素酸塩

商品名	剤形	主な適応症	備考
トフラニール、イミドール	錠	うつ病・うつ状態、遺尿症	
アナフラニール	錠、注射	うつ病・うつ状態、遺尿症、ナルコレプシーの情動脱力発作	
トリプタノール	錠	うつ病・うつ状態、夜尿症、末梢性神経障害性疼痛	
ノリトレン	錠	うつ病・うつ状態	
スルモンチール	錠、散	うつ病・うつ状態	
アンプリット	錠	うつ病・うつ状態	
アモキサン	カプセル、細粒	うつ病・うつ状態	
プロチアデン	錠	うつ病・うつ状態	
ルジオミール	錠	うつ病・うつ状態	
テトラミド	錠	うつ病・うつ状態	
テシプール	錠	うつ病・うつ状態	
デジレル、レスリン	錠	うつ病・うつ状態	
デプロメール、ルボックス	錠	うつ病・うつ状態、強迫性障害、社会不安障害	
パキシル	錠	うつ病・うつ状態、パニック障害、強迫性障害、社会不安障害、外傷後ストレス障害	
ジェイゾロフト	錠	うつ病・うつ状態、パニック障害、外傷後ストレス障害	
レクサプロ	錠	うつ病・うつ状態、社会不安障害	
トレドミン	錠	うつ病・うつ状態	
サインバルタ	カプセル	うつ病・うつ状態、糖尿病性神経障害、線維筋痛症、慢性腰痛症、変形性関節症	
イフェクサーＳＲ	カプセル	うつ病・うつ状態	
リフレックス、レメロン	錠	うつ病・うつ状態	
トリンテリックス	錠	うつ病・うつ状態	

■気分安定薬

大分類	中分類	一般名
気分安定薬	気分安定薬	炭酸リチウム
	抗てんかん薬	バルプロ酸ナトリウム
		カルバマゼピン
		ラモトリギン

■ ADHD 治療薬

大分類	中分類	一般名
ADHD 治療薬	ドパミン刺激薬	メチルフェニデート塩酸塩
	選択的ノルアドレナリン再取り込み阻害薬	アトモキセチン塩酸塩
	選択的α2A アドレナリン受容体作動薬	グアンファシン塩酸塩
	ドパミン／ノルアドレナリン遊離促進・再取り込み阻害薬	リスデキサンフェタミンメシル酸塩

■ナルコレプシーほかの薬

大分類	中分類	一般名
その他の精神神経科の薬	精神刺激薬	メチルフェニデート塩酸塩
		ペモリン
		モダフィニル

商品名	剤形	主な適応症	備考
リーマス	錠剤	躁病、躁うつ病の躁状態	
デパケン、バレリン、セレニカR	錠、細粒、シロップ	躁病、躁うつ病の躁状態	
テグレトール	錠、細粒	躁病、躁うつ病の躁状態、統合失調症の興奮状態	
ラミクタール	錠	双極性障害の気分エピソードの再発・再燃抑制	

商品名	剤形	主な適応症	備考
コンサータ	錠	注意欠陥/多動性障害(ADHD)	登録制
ストラテラ	カプセル、錠、液	注意欠陥/多動性障害(ADHD)	
インチュニブ	錠	注意欠陥/多動性障害・(ADHD)	
ビバンセ	カプセル	小児期の注意欠陥/多動性障害(ADHD)	登録制

商品名	剤形	主な適応症	備考
リタリン	錠	ナルコレプシー	登録制
ベタナミン	錠	軽症うつ病、抑うつ神経症、ナルコレプシーおよび近縁傾眠疾患	
モディオダール	錠	ナルコレプシー、特発性過眠症ほか	登録制

■おすすめの参考文献

標準的な精神科のレベルを知るという意味では、以下の教科書2冊がおすすめです。

- **『現代臨床精神医学 改訂第 12 版』**
  大熊輝雄 原著、「現代臨床精神医学」第 12 版改訂委員会 編、金原出版、2013 年
- **『標準精神医学 第 8 版』**
  尾崎紀夫ほか 編、医学書院、2021 年

精神の病気に関して、何か知りたいことがあったら、下記の二つの事典がお役に立つと思われます。

- **『縮刷版 現代精神医学事典』**
  加藤敏ほか 編、弘文堂、2016 年
- **『精神医学文献事典』**
  松下正明ほか 編、弘文堂、2003 年

本書の著者による、病気と薬についての一般向けの解説本です。

- **『あなたの家族が心の病になったとき』**
  久保田正春 著、法研、2009 年
- **『ここまで進んだ 心の病気のクスリ』**
  久保田正春 著、法研、2016 年

■著者略歴

久保田 正春（くぼた・まさはる）

社会医療法人加納岩 日下部記念病院院長（山梨市）、精神科医。1987年山梨医科大学医学部卒業、医学博士。ドイツ、マックスプランク精神医学研究所留学（文部省在外研究員）、山梨医科大学講師を経て、現在、日下部記念病院院長。2004年より山梨大学医学部臨床准教授兼任。主な著作として『抗うつ薬を飲む前に』（共著）、『あなたの家族が心の病になったとき』、『ここまで進んだ 心の病気のクスリ』（以上、全て法研）などがある。

治りにくい心の病

―それでも少しずつ良くなるために―

令和3年9月28日　第1刷発行

著　　者　久保田正春
発 行 者　東島俊一
発 行 所　株式会社 法 研
東京都中央区銀座1-10-1（〒104-8104）
電話03(3562)3611(代表)
http://www.sociohealth.co.jp

印刷・製本　研友社印刷株式会社

0123

SOCIO HEALTH

小社は（株）法研を核に「SOCIO HEALTH GROUP」を構成し、相互のネットワークにより、"社会保障及び健康に関する情報の社会的価値創造"を事業領域としています。その一環としての小社の出版事業にご注目ください。

ISBN978-4-86513-828-3 C0077 定価はカバーに表示してあります。